Elisabeth Dägling

ADHS – Ein wissenschaftliches Fiasko

Ein Plädoyer für den Paradigmenwechsel

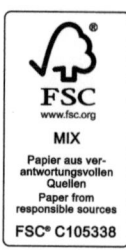

Bibliografische Information der Deutschen Nationalbibliothek:
Die Deutsche Nationalbibliothek verzeichnet diese Publikation in der Deutschen Nationalbibliografie; detaillierte bibliografische Daten sind im Internet über http://dnb.dnb.de abrufbar.

© 2015 Elisabeth Dägling

Herstellung und Verlag: BoD – Books on Demand, Norderstedt

ISBN:978-3-7392-5411-1

Inhaltsverzeichnis

1. Einleitung 9
2. Der Störungsblickwinkel 19
   2.1 Das abweichende Verhalten 19
   2.2 Historie und wissenschaftliche Kontroversen 28
3. Der Perspektivenwechsel 43
   3.1. Die Ursache suchen, wo sie zu finden ist: Denken und Informationsverarbeitung 43
   3.2 Die Erklärung des abweichenden Verhaltens 60
   3.3 Komplementarität: Der Vorteil des ADHS-Denkens.. 77
4. Die aktuelle Krise in der Wissenschaft 97
   4.1. Landschaft mit Hindernissen 97
   4.2. Das experimentelle Paradigma 104
   4.3 Fehler im System 116
   4.4 Fazit und Ausblick 137
   Anhang 153
   DSM IV 153
   Diagnosekriterien nach dem DSM IV 153
   Literatur- und Quellenverzeichnis 156

At every crossing on the road that leads to the future,
each progessive spirit is opposed by a thousand appointed to guard the
past
Maurice Maeterlinck

1. Einleitung

Der dreijährige Luca stochert heftig mit einem Stock im Gemüsebeet. Den überraschten Großeltern erklärt er hinterher, er habe die Dinosaurier verjagt, die sich in der Erde versteckt hätten. Das weitere Schicksal der Gartendinosaurier war nicht mehr zu ermitteln; die jungen Möhren jedoch, die im Beet angesät worden waren, hatten die Vertreibungsaktion nicht überlebt.

Die neunjährige Eva freut sich über eine lustige Mathematik-Hausaufgabe. Diese begann mit dem Satz: „Ein Sattelschlepper wiegt 35 Tonnen." Eva meint, ein Sattelschlepper sei ein Reitknecht, der auf einem Reiterhof den Pferden den Sattel auflegt und wieder abnimmt. Da es keinen Menschen gibt, der ein Gewicht von 35 t haben kann, schlussfolgert Eva, dass es sich um eine Spaßaufgabe handelt, die nicht ausgerechnet werden muss.

Der sechzehnjährige Mark und seine Mutter sind in Panik, denn Mark steht kurz davor, erneut eine Lehrstelle zu verlieren. Seine Schwierigkeiten beschreibt Mark am Beispiel einer Arbeitsanweisung seines Meisters: Er sollte anhand der Maße, die er erhalten hatte, eine Werkzeichnung anfertigen. Andere Lehrlinge stellt eine solche Anweisung nicht vor Probleme. Mark aber hat keinen Plan, was er tun soll, und er kann seine Schwierigkeiten auch nicht artikulieren. Wegen seiner Verständnisschwierigkeiten schätzt man ihn im Betrieb als schwach begabt ein.

Luca, Eva und Mark verbindet, dass sie von der Aufmerksamkeitsdefizit-Hyperaktivitätsstörung (ADHS) betroffen sind, einem Verhaltensphänomen, bei dem seine Diagnose und die medikamentöse Behandlung in der öffentlichen Kritik stehen. Obwohl seit Mitte des letzten Jahrhunderts intensiv nach ihr geforscht wurde, ist eine Ursache dieser Persönlichkeitsvariante bisher nicht bekannt. Nachdem die Suche nach ihr nicht von Erfolg gekrönt ist und sich eine Lösung des Problems mit den derzeitigen Mitteln auch nicht mehr finden lässt, geht man in Fachkreisen seit einiger Zeit davon aus, dass das Verhaltensphänomen multifaktoriell bedingt ist: unterschiedliche Faktoren sollen gemeinsam an seiner Entstehung beteiligt sein. Von ihnen gilt jedoch keiner als Ursache der ADHS.

Diese Umdeutung des Ursachen-Problems kommt einer wissenschaftlichen Bankrotterklärung gleich: Statt die Perspektive zu ändern und zu fragen: „Betrachten wir das Verhalten eigentlich unter dem richtigen Blickwinkel; finden wir die Lösung nicht, weil wir von falschen Annahmen ausgehen?", wurde das Ursachenproblem mit der Aufspaltung in eine Reihe von Faktoren an die erzielten Ergebnisse und den präferierten Blickwinkel angepasst. Das Problem wurde damit nicht gelöst, man kann aber weitermachen wie bisher.

Unter den Fachleuten aus Wissenschaft und Praxis, die sich mit dem Verhalten befassen, herrscht mangels der Kenntnis der Ursache deshalb Uneinigkeit darüber, womit man es zu tun hat: Die einen sehen in ihm eine nicht heilbare Krankheit und propagieren die medikamentöse Therapie als Teil eines multimodalen Behandlungskonzepts. Die anderen halten es für eine psychotherapeutisch und / oder pädagogisch behandel- und heilbare Störung. Sie lehnen eine medikamentöse Behandlung ab, stellen die Faktoren in Frage, die auf eine Krankheit hinzudeuten scheinen und sehen die Ursachen in familiären Belastungen und den Überforderungen seitens der gesellschaftlichen Bedingungen.

Das Verhalten ist jedoch weder eine Störung noch eine Krankheit. Es ist vielmehr eine komplementäre Art wahrzunehmen, zu denken und sich zu verhalten, die in ihrer Art genauso normal ist wie die übliche, welche die gesellschaftliche Norm bestimmt. Im Klartext ausgedrückt heißt das: Neben seinem physischen Geschlecht besitzt jeder Mensch auch ein psychisches Geschlecht. Es betrifft die Art und Weise, in der wir Erfahrungen sammeln, in der wir über diese Erfahrungen Wissen erwerben und auf die wir lernen. Es ist die Art, in der unser Gehirn Information verarbeitet, um dieses Wissen aufzubauen und zu speichern, die Art, in der wir denken und wie wir uns verhalten. Dies als etwas Eigenständiges, als unser psychisches Geschlecht zu erkennen, erfordert eine Änderung des Blickwinkels, unter dem das menschliche Verhalten und speziell das ADHS-Verhalten bisher betrachtet wurden. Sie erfordert nicht die Leugnung von einer einzelnen Ursache, die ersetzt wurde mit der Annahme verschiedener Faktoren, weil sie dort, wo man nach ihr sucht, nicht zu finden ist. Die wissenschaftliche Untersuchung zweier psychischer Geschlechter fällt allerdings nicht in das Fachgebiet von Kinder- und Jugendpsychiatrie, auch nicht in das von Neuro- und klinischer Psychologie als den Disziplinen, die sich bislang mit dem Verhaltensphänomen beschäftigen. Sie fällt in das der Allgemeinen Psychologie, die sich jedoch nicht mit Verhaltensstörungen und Krankheiten beschäftigt, sondern mit dem menschlichen Denken und Verhalten.

Der Gedanke, das Verhalten sei normal, ist nicht neu. Er wurde u.a. schon von Thom Hartmann und Jeffrey Freed genannt.

Der Journalist und Autor Thom Hartmann vertritt die These, bei ADHS handele es sich um eine genetische Variante, die aus der Frühzeit des Menschen als eines Jägers stamme. Beim betroffenen Personenkreis habe sich dieses Verhalten manifestiert, während die Mehrheit aller Menschen das Verhalten von Farmern generiert habe, nachdem die Menschheit sesshaft geworden sei. Menschen mit ADHS hätten daher Schwierigkeiten, sich in dieser Farmer-Umwelt zurecht zu finden. Mit seinem Vorschlag stieß Hartmann bei von ADHS Betroffenen auf lebhaften Beifall, aber auf harsche Kritik insbesondere bei den Vertretern der Krankheitshypothese. Deren Argumente lauteten: In der heutigen Zeit habe eine an primitive Bedingungen angepasste Verhaltensweise ihren Wert verloren. Zudem seien einige der typischen ADHS-Verhaltensweisen einem erfolgreichen Jägerdasein abträglich. Hartmanns These wurde als "nette Story" abgetan, zumal sie sich auf keinerlei Empirie stützen konnte.

Der Kindertherapeut Jeffrey Freed vermutet, die Ursache für das Verhalten liege im Denken der Betroffenen und in der Präferenz für die Verarbeitung von Information in der rechten Hirnhemisphäre. Freed fiel auf, dass betroffene Kinder besser durch Zuschauen als durch Erklärungen lernen und dass sie über ein Denken verfügen, mit dem sie vom Ganzen zu den Teilen kommen. Er beschränkt sich darauf, einen Lernstil zu empfehlen, der dem ‚rechtshemisphärischen' Denken angemessen sei. Doch obwohl insbesondere Hartmanns Vorschlag viel Aufsehen erregte, konnte sich aufgrund eines fehlenden empirischen Fundaments der Gedanke von ADHS als eines normalen, nur eben anderen Denkens und Verhaltens nicht durchsetzen.

Dass eine einzelne Ursache bisher nicht entdeckt werden konnte, bedeutet nicht, dass es sie nicht gibt. Sie wurde nur nicht gefunden, weil in den falschen Fachgebieten nach ihr gesucht wird. Entdeckt wurde sie durch Zufall in einer anderen wissenschaftlichen Disziplin. Solche Zufälle sind in der Geschichte der Wissenschaften nicht ungewöhnlich. Sie haben jedoch einige Nachteile, unter anderem den, dass sie deshalb entweder nicht zur Kenntnis genommen oder auch einfach nicht verstanden werden. Es braucht daher Zeit, bis sich ein solcher Gedanke durchsetzen kann. So kann es passieren, dass ihr Entdecker den Durchbruch seiner Idee nicht mehr erlebt. Beispiele dafür sind Gregor Mendel, ein Ordenspriester und Abt, der die Vererbungsregeln entdeckt hat, und der Meteorologe Alfred Wegener, der als erster vermutete, dass Kontinente und Ozeane auf Kontinentalplatten aufliegen, welche auf dem Erdmantel wandern und dadurch die Kontinentalverschiebung verursachen. Mendels und Wegeners Annahmen bestätigten sich erst fünfzehn bzw. dreißig Jahre nach ihrem Tod.

Im Fall der vermeintlichen Aufmerksamkeitsdefizit-Hyperaktivitätsstörung ist das falsche Fachgebiet jedoch nicht das einzige Hindernis, das einer Aufklärung des Verhaltens im Weg steht. Die Gesamtheit der Widerstände, die eine Lösung des Problems verhindern, ist in ihrer Art aber wohl einzigartig. Sie alle hängen zusammen mit der Praxis des naturwissenschaftlichen Forschens und Arbeitens, die auf dem Experiment als dem ultimativen Zugang zu wissenschaftlich fundierter Erkenntnis beruht.

Mit ihrer grundsätzlichen Orientierung am experimentellen Paradigma zählt die Psychologie zu den exakten Wissenschaften, zu denen u.a. die Physik und die biologischen Wissenschaften gehören[1]. Damit ist diese Forschungsmethodik unverzichtbarer Teil des Paradigmas der Neuro- und Kognitionswissenschaften, sowie der Allgemeinen Psychologie. An ihm, nicht an Hypothesen oder Theorien, wird dogmatisch festgehalten. An ihm scheitert deshalb aber auch die Lösung des ADHS-Problems.

In seinem Essay „Die Struktur wissenschaftlicher Revolutionen" schrieb der Wissenschaftshistoriker Thomas S. Kuhn, ein Paradigma zwinge die Wissenschaftler[2] durch seine Einengung auf einen kleinen Teilbereich der Natur, diesen „mit einer Genauigkeit und bis zu einer Tiefe zu untersuchen, die sonst unvorstellbar wäre". (S.38). Die Bindung an ein Paradigma führt daher zur Lösung von Problemen, die sich die Fachwissenschaften zuvor nicht hätten vorstellen können. Der Preis, den man für die auf diese Weise gewonnenen Erkenntnisse zahlt, ist allerdings hoch. Denn mit der immer weiter vordringenden Erforschung in immer kleinere Bereiche, die sich erst mit dieser Reduktion experimentell untersuchen lassen, treten zunehmend Anomalien auf. Diese Anomalien sind Abweichungen von dem, was man eigentlich als Regelmäßigkeit erkannt zu haben meinte. Oder anders ausgedrückt: Die Natur hält sich nicht an die Regeln, von denen man dachte, man habe sie verstanden. Während man anfangs noch davon ausgeht, man könne die Rätsel auflösen, die die Natur den Wissenschaften mit diesen Anomalien stellt, werden sie im Laufe der Zeit zu drängenden anstehenden Problemen, an deren Lösung

---

[1] Musahl, H-P.: Experimentelle Psychologie. In: *Lexikon der Psychologie* http://www.spektrum.de/lexikon/psychologie/experimentelle-psychologie/ 4555. Download: 14. 03.2014

[2] Der Einfachheit halber verwende ich durchgehend die maskuline Bezeichnung, gemeint sind jedoch immer beide Geschlechter.

die Wissenschaftler trotz aller Anstrengungen und einiger Teilerfolge scheitern. Eben diese Situation erleben wir derzeit in den Disziplinen, die mit der Erforschung der ADHS befasst sind. Und wir erleben sie in den Neuro- und Kognitionswissenschaften, die sich mit der Arbeitsweise des menschlichen Gehirns beschäftigen. Es kann daher nicht überraschen, dass diese beiden ungelösten Rätsel miteinander in einer Weise zusammenhängen, dass die Lösung des einen Rätsels auch die des anderen enthält.

Nicht nur die Aufmerksamkeitsdefizit-Hyperaktivitätsstörung, sondern auch das wesentlich größere Rätsel der Arbeitsweise des menschlichen Gehirns gehören also zu diesen Problemen, die sich mit den Mitteln, denen sie ihr Entstehen verdanken, nicht mehr lösen und erklären lassen. Das experimentelle Paradigma, welches so erfolgreich ist, wenn es um die Lösung medizinischer, technologischer, naturwissenschaftlicher Probleme geht, wird nun zum Hemmschuh, der den ursprünglichen Zweck der Wissenschaften konterkariert: die Suche nach Erkenntnis. Das Verhaltensphänomen ADHS, nach dessen Ursache und Erklärung man seit Anfang des vergangenen Jahrhunderts intensiv forscht, ist zum Paradebeispiel für das wissenschaftliche Fiasko unserer Zeit geworden. An ihm, und mehr noch an dem unwissenschaftlichen Versuch, die ADHS zum multifaktoriell bedingten Problem zu erklären, weil die Ursache sich unter dem bisherigen Blickwinkel nicht finden lässt, zeigt sich deutlich, dass sich Psychologie, Neuro- und Kognitionswissenschaften in einer Krise befinden, die einen Paradigmenwechsel unumgänglich macht.

Mit diesem Buch verfolge ich zwei Absichten: Zum einen stelle ich die (in einem anderen Zusammenhang entdeckte) Ursache der Aufmerksamkeitsdefizit-Hyperaktivitätsstörung vor und interpretiere das Verhalten, das bisher nur beschrieben, aber nicht erklärt werden konnte, aus der neuen Perspektive. Den betroffenen Personen liefert diese Interpretation zum ersten Mal eine würdige Erklärung ihres Verhaltens. Den Eltern eines solchen Kindes kann sie helfen, ihr Kind zu verstehen und es in seiner Eigenart zu fördern. Zum anderen gehe ich auf die Hindernisse ein, die seitens der Wissenschaften die Erforschung und Bekanntmachung der Ursache blockieren.

Das Buch gliedert sich in drei Abschnitte: Der erste Abschnitt schildert das Verhalten und seine wissenschaftliche Erforschung aus dem bisherigen Störungsblickwinkel. Im ersten Kapitel gehe ich mit der Beschreibung des Verhaltens auf seine Besonderheiten ein, die dann im zweiten Abschnitt eine andere Deutung erfahren. Das zweite Kapitel des ersten Abschnitts enthält einen Rückblick auf die Geschichte des Verhaltensphänomens. Nachdem dieses zur Störung bzw. zur Krankheit erklärt wurde, ist ein Umdenken nicht so ohne weiteres möglich. Es erscheint mir deshalb wichtig, aufzuzeigen, wie es zu dieser Beurteilung kam. In diesem Kapitel stelle ich auch die beiden unterschiedlichen Positionen von Wissenschaftlern und Fachleuten gegenüber, die derzeit vertreten werden.

Der zweite Abschnitt ist der Ursache der ADHS gewidmet. Er beginnt mit dem Kapitel zu ihrer Entdeckung und Beschreibung und dem Unterschied zweier Arten des Denkens, deren eine sich im Verhalten der von ADHS Betroffenen ausprägt. Das andere Denken der Betroffenen ist bisher kaum beachtet und untersucht worden, weshalb die Ursache auch nicht gefunden werden konnte. Daran schließt ein Kapitel mit der Interpretation des Verhaltens unter diesem neuen Blickwinkel an. Im dritten

Kapitel dieses Abschnitts geht es um die Vorteile, die das Denken und Verhalten der betroffenen Personen besitzen.

Im letzten Abschnitt werden die Hindernisse angesprochen, die der Lösung des ADHS-Problems im Wege stehen. Dazu gehe ich zunächst auf das derzeitige wissenschaftliche Paradigma der empirischen Wissenschaften ein, bevor ich im folgenden Kapitel darlege, inwiefern es die Erforschung und Verbreitung der ADHS-Ursache und deren weitere Untersuchungen blockiert. Im letzten Kapitel fasse ich die Fakten und Hindernisse noch einmal zusammen und erörtere die notwendigen Bedingungen, die für einen Perspektiven- und Paradigmenwechsel gegeben sein müssen. Dabei spreche ich auch die Möglichkeiten an, die zum jetzigen Zeitpunkt zur Verfügung stehen, um zu einer neuen Sicht auf das Verhaltensphänomen ADHS zu gelangen.

2. Der Störungsblickwinkel

2.1 Das abweichende Verhalten

Das Verhalten von ADHS-Kindern hat zwei Seiten. Von ihnen findet die störende, auffällige weitaus mehr Beachtung, als die für das betroffene Kind und seine Eltern problematischere: die Verständnisschwierigkeiten. In den Lehrerfortbildungen, die ich durchgeführt habe, wurden deshalb von den Lehrern vor allem Tipps und Hinweise zur Regulierung des Verhaltens im Unterricht gewünscht. Wie diesen Kindern dagegen der Unterrichtsstoff vermittelt werden muss, welche Hilfen und Hinweise sie brauchen, damit von ihnen die Materie gelernt und angewendet werden kann, war nicht relevant. Die gängige Auffassung ist, dass die erforderliche Praxis des Lehrens und Lernens schließlich Teil der Lehrerausbildung ist. Lern- und Verständnisschwierigkeiten der betroffenen Kinder werden deshalb nicht auf die Art und Weise zurückgeführt, in der der Unterrichtsstoff angeboten wird, sondern sie werden als Störungen und Defizite gesehen, die zu beheben nicht von den Lehrern geleistet werden kann. Diese Aufgabe erfüllen Förderangebote wie Frühförderung, Integrationskindergärten oder Förderschulen für Kinder mit eingeschränkten Lernfähigkeiten.

Um die ADHS-Problematik und damit auch die Ursache des Verhaltens zu verstehen, ist es jedoch notwendig, beide Seiten zu sehen, zumal sie sich gegenseitig bedingen. Da das auffallende Verhalten die bekanntere Seite ist, betrachten wir sie zuerst.

An ihm, dem Verhalten, stört weniger, *was* ein betroffenes Kind tut, als vielmehr, *wie* es etwas tut. Durch dieses „Wie" unterscheiden sich betroffene von nicht betroffenen Kindern, nicht durch die Aktionen und Aktivitäten, die auch bei normalen Kindern vorkommen. Es ist die Art und Weise, in der betroffene Kinder ihre Umgebung wahrnehmen, in der sie auf sie reagieren und sich mit ihr auseinandersetzen, die als störend, irritierend und mitunter auch als nervtötend empfunden wird. Beim hyperaktiven Kind fällt die Umtriebigkeit auf, mit der es Unruhe und Hektik in seiner Umgebung verbreitet. Sie äußert sich im Drang, alles anfassen zu müssen, auch ohne dass ein echtes Interesse an den Gegenständen vorhanden sein muss. Es bleibt jedoch nicht beim Anfassen, sondern Gegenstände werden durch die Gegend geschoben, sie werden irreparabel auseinandergenommen oder zweckentfremdet verwendet: Auf einer elektrischen Zitruspresse wird ein Kilo mürber Äpfel ausgepresst. Elektrische und elektronische Spielgeräte, Uhren, Telefone, Fernbedienungen und Spielzeugmotoren werden in ihre Einzelteile zerlegt, voll abgewickelte Toilettenpapierrollen in die Toilette gestopft und die Spülung betätigt, der Inhalt einer Waschmittelpackung in die Badewanne geschüttet, deren Abfluss vorsorglich zugestöpselt wurde, und der Wasserhahn aufgedreht - die Schaumentwicklung ist beeindruckend.

Das „Wie" zeigt sich insbesondere aber auch im ansatzlosen, nicht vorhersehbaren Umsetzen plötzlicher Einfälle in Handlungen, auf die kaum rechtzeitig reagiert werden kann: Die Familie sitzt am Frühstückstisch, unterhält sich, das Kind isst sein

Müsli. Die Mutter führt gerade die Kaffeetasse zum Mund. Im selben Moment fällt das Kind ihr in den Arm, der heiße Kaffee ergießt sich auf ihren Rock. Was war passiert? Das Kind hatte gesehen, dass unter der Tasse ein Kaffeetropfen hing und hatte verhindern wollen, dass er der Mutter auf den Rock fällt - und zugreifen geht halt schneller als zu sagen: Mama, unter deiner Tasse hängt ein Tropfen Kaffee. Bis man den Satz ausgesprochen hat, ist der Tropfen ja bereits auf dem Rock. Im Normalfall benötigen Kinder und Erwachsene eine kurze „Vorbereitungszeit", um die Situation zu erfassen und auf sie zu reagieren. Diese Vorbereitungszeit scheint bei betroffenen Kindern häufig nicht gegeben zu sein. Sie sind aus dem Stand heraus in der Lage, Einfälle und Absichten blitzschnell in Handlungen umzusetzen, ohne dass für Umstehende auch nur im Ansatz zu erkennen wäre, was jetzt gleich passieren wird.

Diese Kinder sind ständig in Bewegung, sie klettern überall hinauf, auf Tische, Schränke, Regale, bauen sich Kletterhilfen aus unterschiedlichen Gegenständen. Mein zweijähriger Sohn errichtete aus Schubladen und Spielzeugkisten eine Treppe, mit der er auf einen Schrank klettern und an dessen Kante er wieder herunter rutschen konnte ... Bei Affen wird die Fähigkeit, mittels einer Kiste an eine an der Zimmerdecke aufgehängte Banane zu gelangen, als Intelligenzleistung betrachtet; beim Kind gilt ein ähnliches Verhalten als Störung der Informationsverarbeitung bzw. als ein Symptom der Aufmerksamkeitsdefizit-Hyperaktivitätsstörung.

Typisch ist der sprunghafte, übergangslose Wechsel zwischen verschiedenen Aktivitäten. Die Kinder beginnen Vieles, das häufig nicht zu einem Ende geführt wird, es sei denn, ein Gegenstand weckt ihr nachhaltiges Interesse oder er erfüllt einen Zweck, der über seine Fertigstellung hinausgeht. Ihre Art der Aufmerksamkeit wurde von der Psychologin und Heilpädagogin Cordula Neuhaus (1996) als oberflächlich abtastender, überhüpfender Wahrnehmungsstil bezeichnet. Die Aufmerksamkeit richtet sich auf verschiedene, scheinbar nicht miteinander zusammenhängende Sachverhalte, die dann auch in dieser (scheinbaren) Zusammenhanglosigkeit berichtet werden. Die Sprunghaftigkeit zeigt sich im raschen, übergangslosen Wechsel von Gedankengängen, der für Andere, die ihm nicht folgen können, als anstrengend und verwirrend empfunden wird - ein Verhalten, das manchen von ihnen auch als Erwachsenen bleibt. Eine selbst betroffene Mutter aus meinem Elterngesprächskreis sagte mir einmal, sie werde von ihrer Familie immer wieder aufgefordert, den Themenwechsel doch bitte anzukündigen, damit man ihr folgen könne.

Dass vor allem die lebhaften Kinder nicht ruhig spielen oder arbeiten können, ist anstrengend für ihre Umgebung. Die Kinder summen oder brabbeln vor sich hin, sie machen Fahrgeräusche, brummen oder quietschen beim Spielen oder sie kommentieren alles, was um sie herum vorgeht, auch das eigene Verhalten. Ihr Interesse an (statischen) Details ist nur gering ausgeprägt, dafür sind Gegenstände, an denen irgendeine Funktion festgestellt oder eine Tätigkeit ausgeübt werden kann, hochinteressant und werden auch ausgiebig ausprobiert: Lichtschalter werden mehrfach an- und ausgeknipst, im Fahrstuhl müssen gleich sämtliche Knöpfe gedrückt werden, die Fernbedienung des Garagentorantriebs wird so oft betätigt, bis dieser seinen Geist aufgibt. Wird dagegen von ihnen Ausdauer und Konzentration zur systematischen Ausführung von Aufgaben verlangt, ermüden sie rasch und empfinden und äußern deutliche Unlustgefühle.

Unverständlich ist für ihr Umfeld die Priorität, die Kinder und Erwachsene scheinbar nebensächlichen oder vermeintlich unwichtigen Einzelheiten einräumen. Dieses Verhalten wird ihnen als mangelnde Fähigkeit ausgelegt, Wesentliches von Unwesentlichem unterscheiden zu können. Für alltägliche Situationen trifft die Beurteilung auch häufig zu. Betrachtet man ihr Verhalten jedoch auf längere Sicht, stellt man fest, dass ihnen Dinge aufgefallen sind, auf die außer ihnen keiner geachtet hat, die aber beachtenswert gewesen wären. Diese Eigenschaft führt mitunter zu Problemen, denn man wird als Betroffener schnell als Besserwisser oder Angeber eingestuft. Für Kinder, die aufgrund ihres Verhaltens ohnehin schon zu Außenseitern geworden sind und die nun als Reaktion auf ihre Kenntnisse oder Schlussfolgerungen eigentlich Anerkennung erwarten, wird diese Abwertung zu einer zusätzlichen Negativerfahrung.

Im Unterschied zu den *hyper*aktiven sind *hypo*aktive Kinder und Erwachsene eher still, verträumt und geistig häufig abwesend. Sie wirken gedankenverloren oder auch desinteressiert. Selbstvergessen können sie sich stundenlang mit einer Sache beschäftigen, ohne Notiz von ihrer Umwelt zu nehmen. Manche von ihnen zeigen autistische Züge. Sie scheinen nicht nur in ihrer eigenen Welt, sondern auch in einer eigenen Zeit zu leben. Hypoaktive Kinder probieren nicht gern aus, und sie üben wie die hyperaktiven auch nur ungern. Sie beobachten lange, oft scheinbar unbeteiligt, ohne handelnd einzugreifen. Und dann überraschen sie ihr Umfeld damit, dass sie sich Fähigkeiten in erstaunlich kurzer Zeit aneignen. Eine Mutter berichtete von ihrer Tochter: „Wir hatten oft den Eindruck, bevor sie etwas Neues lernte, dass sie dazu überhaupt keine Anstalten machen würde. Sie erweckte den Anschein, als würde sie das alles nicht interessieren, aber plötzlich konnte sie es. Und zwar zeitlich genauso früh wie andere Kinder, und zum Teil sogar früher, z.B. Schwimmen, Radfahren, Rollschuh- und Schlittschuhlaufen." Eine Lehrerin erzählte von einem ADHS-diagnostizierten Schüler aus ihrer Flötengruppe in der Grundschule: Er habe daheim kaum geübt, sich auch am Unterricht nicht beteiligt. Er konnte daher schon nach kurzer Zeit nicht mehr mithalten. Er durfte aber weiterhin an den Flötenkursen teilnehmen, denn er war angemeldet und störte den Unterricht auch nicht. Doch er sah und hörte nur zu. Nach einigen Wochen verteilte die Lehrerin an die übrigen Schüler Notenblätter mit dem Hinweis, dieses Stück solle für eine Schulaufführung geübt werde. Der Bub wollte ebenfalls ein Blatt haben, welches sie ihm zunächst mit dem Hinweis verweigerte, er habe sich am Unterricht nicht beteiligt, er könne das auch nicht mehr nachholen. Da er jedoch weiterhin darum bat, bekam er schließlich sein Notenblatt. Zur Überraschung der Lehrerin zeigte sich in den wenigen Unterrichtsstunden bis zur Aufführung, dass er binnen kürzester Zeit alles aufgeholt hatte, was die anderen Kinder wochenlang hatten üben müssen.

Problematischer als das Verhalten sind für die betroffenen Kinder und Jugendlichen ihre Verständnisschwierigkeiten. Mit dem Schuleintritt beginnt für sie deshalb häufig ein Leidensweg. Die in der Einleitung beschriebenen Beispiele von Eva und Mark geben davon einen Eindruck: hätte Eva ihrer Mutter nicht von der lustigen Aufgabe erzählt und erfahren, dass ein Sattelschlepper ein Lkw ist, sie hätte am nächsten Tag im Unterricht ratlos vor der Frage gestanden, warum ihre Klassenkameraden eine sinnlose Aufgabe ausgerechnet hatten und dies offenbar auch das richtige Verhalten war. Außenstehende befremdet das Unverständnis, welches die Betroffenen häufig an den Tag legen, das sie daran hindert, selbst einfache Anweisungen und Anforderungen zu befolgen: Eine Lehrerin fordert die Schüler auf, einen Bleistift zu nehmen. Alle Schüler nehmen einen Bleistift, das betroffene Kind reagiert hektisch und verunsichert, es fragt: „Sollen wir jetzt den Bleistift nehmen?"[3] Dieses ständige Nachfragen nervt das Umfeld, das nicht begreift, was die sinnlose Fragerei soll, und das Kind kann nicht erklären, welche Information ihm fehlt, die andere offenbar nicht benötigen. Eine Mutter beschrieb dieses Verhalten ihres Sohnes, er könne nichts nehmen, wie es ist, er müsse alles hinterfragen. Eine Mutter bittet ihr Kind, aus der Küche einen Löffel zu holen. Das Kind kommt ohne Löffel zurück: es wusste nicht, was es tun sollte. Aus Unkenntnis der Ursache wird das Verhalten deshalb entweder als Unaufmerksamkeit oder als Faulheit interpretiert. Unter den Schulaufgaben stehen häufig Bemerkungen der Lehrkraft, wie: „Beantworte nur die Frage" oder „Das gehört nicht hierher". Fragt man die Schüler, erhält man zur Antwort, dass für sie aus der Aufgabenstellung nicht hervorging, was verlangt wurde. Mit zunehmendem Alter wird von Schülern aber erwartet, dass sie dies der Aufgabe entnehmen können. Für einen großen Teil dieser Kinder geht es letztlich nur darum, die Schule zu überleben. Gelingt ihnen das einigermaßen

---

[3] Barbara Högl (2001) Störfälle? Die viel zu *un*aufmerksamen Kinder. S.120

unbeschadet, haben sie gute Chancen, ihren Platz im Leben und in der Gesellschaft zu finden.

Kritisch wird es, wenn die Kinder Verbote wiederholt offen und arglos übertreten, obwohl sie bestätigen, sie verstanden zu haben. Warum tun sie es trotzdem? Und wenn sie es dennoch tun, warum vermeiden sie dann nicht wenigstens, erwischt zu werden? Man unterstellt ihnen deshalb Trotz oder bewusste Provokation, was auf Dauer Wut, sogar Hass auslöst. In Anlehnung an Goethes Faust könnte man das Verhalten jedoch besser mit den Worten beschreiben: „Die Nachricht hört ich wohl, allein mir fehlt der Sinn." Doch es verwundert nicht, dass dieses Verhalten Eltern, Lehrer, Erzieher verunsichert und irritiert. Sie fühlen sich in Frage und bloßgestellt.

Im Spiel mit anderen Kindern erfinden von ADHS betroffene Kinder häufig neue Regeln, und sie halten sich auch nicht an die zuvor ausgemachten. Bei Spielkameraden ruft ihr Verhalten Aggression und Ablehnung hervor, weshalb die Kinder Schwierigkeiten haben, Freunde zu finden und zu behalten. Sie leiden darunter, versuchen auch, sich anzupassen, um akzeptiert zu werden. Aber es gelingt ihnen nicht, das angepasste Verhalten dauerhaft durchzuhalten.

Zugegeben, nach Normalität sieht das Verhalten der Kinder nicht aus. Aber letztlich ist auch seine Beschreibung eine Frage der Perspektive. Aus einem anderen Blickwinkel betrachtet, stellt es sich, wie zu zeigen sein wird, ganz anders dar.

Trotz seiner überwiegend negativen Beurteilung werden jedoch auch positive Eigenschaften genannt, die betroffene Kinder und Erwachsene aufweisen. Es fällt auf, dass ADHS-Kinder oft erstaunlich kreativ sind, was leider nicht immer positiv vermerkt wird, nämlich dann, wenn der kreative Einfall wieder einmal beklagenswerte Folgen hat. Als Erwachsene überraschen sie ihr Umfeld gern mit unkonventionellen Ideen und Vorschlägen. Diese Eigenschaft ist so auffallend, dass im Februar 1999 an der Humboldt-Universität zu Berlin ein internationaler Kongress stattfand mit dem Titel „Hyperaktivität - Aufmerksamkeitsstörung oder Kreativitätszeichen?" Prof. Krista Mertens sagte damals in ihrem Beitrag: „Betroffen sind und waren häufig auch hochintelligente Menschen, die Staunen und Bewunderung über ihre neuen Ideen, überraschenden Lösungen bzw. Entdeckungen auslösten..." (Praxis Interdisziplinär, S. 18)

Gegen Maßnahmen zu seiner Konditionierung erweist sich das Verhalten als erstaunlich resistent. Bei den Eltern der Kinder verursacht es deshalb neben tiefer Verzweiflung und Ratlosigkeit Versagens- und den Lebensplan des Kindes betreffende Vernichtungsängste. Die für das Kind unverständlichen Reaktionen des Umfeldes auf sein Verhalten wirken auf es zurück, ohne dass sich dadurch etwas zum Normalen hin verändern würde. Im Gegenteil rufen sie beim betroffenen Kind Unsicherheit, Orientierungslosigkeit, Hektik und seinerseits Ängste hervor, die das abweichende Verhalten nun zusätzlich verstärken. Dies macht die Abgrenzung und Unterscheidung zwischen dem, was angeboren ist und ADHS ausmacht und dem, was an Verhaltensweisen erworben wird, ausgesprochen schwierig.

2.2 Historie und wissenschaftliche Kontroversen

Trotz der Uneinigkeit in Bezug auf die Ursachen gibt es seitens der Fachgebiete, die sich mit dem ADHS-Phänomen befassen, keinerlei Zweifel daran, dass die betroffene Minderheit behandelt werden muss, weil mit ihrem Verhalten etwas nicht stimmt. Die Deutungsmacht im Fall von ADHS liegt bei den für Störungen zuständigen wissenschaftlichen Disziplinen. Zu ihnen gehören Kinder- und Jugendpsychiatrie, Neuroanatomie, Psychoanalyse, Klinische und Pädagogische Psychologie. Sie besitzen Macht und Einfluss, die schwer zu erschüttern sind. So einleuchtend eine Idee wie Hartmanns „Jäger in einer Welt von Farmern" auch klingen mag: solange sie sich nicht auf eine Empirie stützen kann, ist sie nicht überprüfbar und bleibt Spekulation. Da hilft es auch nicht, wenn sie von Teilen der betroffenen Minderheit mit Enthusiasmus aufgenommen wird. Die Forderung für eine Anerkennung lautet, dass anhand empirisch erhobener Daten gezeigt und begründet werden muss, dass auch das mit dem Label ADHS gekennzeichnete Verhalten normal ist.

Wie kam es zu dieser Entwicklung? Weshalb gilt das Verhalten als Störung oder gar Krankheit? Einen Irrtum können wir gleich zu Beginn aufklären: Die Behauptung vieler Kritiker, ADHS sei eine Erfindung der Pharmaindustrie oder eine Modediagnose, trifft nicht zu. Das Verhaltensphänomen wurde schon im 19. Jahrhundert in medizinischen bzw. kinderpsychiatrischen Fachblättern erwähnt. Die Annahme, dass es sich um ein gestörtes Verhalten handelt, hat in den damaligen Verhaltensbeschreibungen ihren Ursprung, und die moderne Kinder- und Jugendpsychiatrie setzt auf diesen Beurteilungen auf. Von daher ist zu verstehen, dass der Gedanke nicht aufkam, es könne sich um ein normales, nur eben anderes Verhalten handeln. Dass der Arzt Heinrich Hoffmann diesen Kindern in seinem „Struwwelpeter" ein Denkmal setzte und er seinem Buch den Untertitel „Lustige Geschichten und drollige Bilder für Kinder von 3 bis 6 Jahren" gab, trug nicht dazu bei, im Zappelphilipp, dem Struwwelpeter, dem bitterbösen Friedrich, dem Hans-guck-in-die-Luft und dem fliegenden Robert ein normales kindliches Verhalten zu sehen. Wie dieses auszusehen hatte, ist im Vorwort nachzulesen: „Wenn die Kinder artig sind, kommt zu ihnen das Christkind; wenn sie ihre Suppe essen und das Brot auch nicht vergessen, wenn sie, ohne Lärm zu machen, still sind bei den Siebensachen, beim Spaziergehn auf den Straßen von Mama sich führen lassen ...".

Die in den Fachblättern beschriebenen Kinder galten als schwer erziehbar. Eine Bezeichnung für das Verhalten gab es noch nicht, man sprach von „moralisch kranken Kindern". Das Mitgefühl der Außenstehenden galt deshalb den Eltern, Lehrern und Erziehern. Als Erwachsene waren sie oft die schwarzen Schafe ihrer Familie. Erst zu Beginn des 20. Jahrhunderts wurden die Beschreibungen fachlich präziser: Der Kinderarzt George Frederick Still, Englands erster Professor für Kindermedizin, veröffentlichte 1902 mehrere Arbeiten über das deviante Verhalten. Auch er vermutete in ihm einen Defekt der moralischen Kontrolle, von dem er annahm, er sei entweder angeboren oder durch perinatale Schädigungen verursacht.

Während des Ersten Weltkriegs hatte sich in Europa eine Encephalitis-Epidemie ausgebreitet, deren zweite und dritte Welle eine hohe Todesrate aufwiesen. Kinder, die die Krankheit überlebt hatten, zeigten danach Verhaltensauffälligkeiten und Schädigungen kognitiver Funktionen, wie sie bei einer ADHS auftreten. Diese Erfahrungen trugen ebenfalls zur Annahme bei, das Verhalten könne auch durch Schädigungen erworben werden.

Anfang der 30er Jahre des letzten Jahrhunderts veröffentlichten zwei Kinderärzte der Psychiatrischen und Nerven-Klinik der Charité in Berlin, Franz Kramer und Hans Pollnow, einen Bericht mit dem Titel „Über eine hyperkinetische Erkrankung im Kindesalter". Mit dieser Bezeichnung nahmen sie erstmals eine Abgrenzung gegenüber anderen, ähnlichen Verhaltensauffälligkeiten vor. Die Bezeichnung Hyperkinetisches Syndrom (HKS) setzte sich im deutschsprachigen Raum durch.

1937 veröffentlichte der englische Kinderarzt Charles Bradley das Ergebnis einer Behandlung verhaltensauffälliger Kinder. Um die Ursache ihres Verhaltens zu ermitteln, hatte man die Kinder einer Pneumoencephalografie unterzogen. Dazu wurden die mit Hirnwasser gefüllten Ventrikel mit Luft oder Gas gefüllt, um das Gehirn im Röntgenbild betrachten zu können. Infolge dieses Verfahrens litten die Kinder an starken Kopfschmerzen. Man verabreichte ihnen deshalb zu deren Linderung das Medikament Benzedrin. Einige Tage nach der Behandlung gingen die Schmerzen zurück und man stellte die Medikamentenvergabe wieder ein. Die Kinder erkundigten sich daraufhin, weshalb man ihnen die Pillen nicht mehr gab. Sie hätten mit deren Einnahme viel besser lernen können. Auch die Lehrer und Betreuer berichteten von einer auffallenden Verhaltensänderung: etwa die Hälfte der behandelten Kinder war deutlich ruhiger und aufmerksamer geworden, und man hatte endlich vernünftig mit ihnen arbeiten können.

In den Jahren zwischen 1940 und 1950 wurden weitere wissenschaftliche Beiträge veröffentlicht, in denen über Erfolge pharmakologischer Behandlungen berichtet wurde. 1944 entwickelte der Chemiker Leandro Pannizzon für ein Schweizer Pharmaunternehmen das Medikament Methylphenidat-Hydrochlorid, ein Stimulanzium, welches 1945 auf den Markt kam. Pannizzon nannte das Medikament Ritalin, nach dem Spitznamen seiner Frau Marguerite. Die Wirkung des Medikaments wurde als konzentrationssteigernd beschrieben, es war jedoch nicht zur Behandlung der ADHS entwickelt worden. Es war zunächst rezeptfrei erhältlich und fiel erst 1971 unter das Betäubungsmittelgesetz. Anfang der 60er Jahre bezeichnete man das Verhalten schließlich mit dem Begriff Minimale cerebrale Dysfunktion, kurz: McD. Damit wurde auf Hinweise reagiert, die Verhaltensauffälligkeit könne auch durch äußere Umstände erworben werden. Der Begriff setzte sich jedoch nicht durch, da eine Überprüfung mangels technischer Mittel nicht möglich war.

In den 70er Jahren verschob sich der wissenschaftliche Fokus, und nun rückte das als unaufmerksam bezeichnete Verhalten ins Zentrum des Forschungsinteresses. Dazu trugen wesentlich die Forschungen der kanadischen Psychologin Virginia Douglas bei. Sie hatte festgestellt, dass bei betroffenen Kindern Unaufmerksamkeit und Tagträumen mit verbaler und kognitiver Impulsivität einhergingen. Für diese Kinder trifft das Kriterium Hyperaktivität nicht zu. Sie fallen wie Hans-guck-in-die-Luft auf durch Verträumtheit, aber auch durch Ängstlichkeit und innere Unruhe, weshalb man sie als hypoaktiv bezeichnet. Es stellte sich außerdem heraus, dass sich das Verhalten nicht mit zunehmendem Alter auswächst, sondern in veränderter Form auch dem Erwachsenen erhalten bleibt.

Mit der Änderung des Forschungsschwerpunktes änderte sich auch die Bezeichnung: Aus dem Hyperkinetischen Syndrom wurde die Aufmerksamkeitsdefizitstörung mit und ohne Hyperaktivität: ADHS. Zuvor schon war das Verhalten als psychische Störung in das Diagnostische und Statistische Manual psychischer Störungen, DSM, aufgenommen worden. Einer der Befürworter war Leon Eisenberg, dem nach seinem Tod nachgesagt wurde, er habe auf dem Sterbebett zugegeben, Handlanger der Pharmaindustrie gewesen zu sein. In seinem letzten Artikel, den er 2007 veröffentlicht hat, äußerte er jedoch nur Bedenken an der Häufigkeit des Vorkommens von ADHS. Er schlug deshalb vor zu prüfen, ob sich die Zahl der von ADHS betroffenen Personen seit damals erhöht habe.

In diese Zeit fiel auch die Ausweitung der Suche nach den Ursachen im psychischen und sozialen Bereich. ADHS wurde zum Forschungsgegenstand von Psychoanalyse und Verhaltenspsychologie. In der klinischen Psychologie und der Sozialpädagogik beschäftigte man sich ebenfalls mit dem Verhalten der Kinder. Dieser Trend beeinflusste insbesondere die Art und Weise, in der von ADHS betroffene Kinder und deren Eltern in der Öffentlichkeit wahrgenommen werden: Den Eltern wird erzieherische Inkompetenz vorgeworfen, sie werden von Verwandten, Erziehern, Lehrern aufgefordert und gedrängt, etwas zu unternehmen und man hält ihnen vor, ihre Kinder zu vernachlässigen, was zum innerfamiliären Frieden nicht unbedingt beiträgt.

Als Auslöser des Verhaltens gelten aber auch ganz allgemein Veränderungen der familiären Verhältnisse innerhalb einer sich wandelnden Gesellschaft. Sie sollen das hyperaktive und unkonzentrierte Verhalten (mit-)verursachen und interne und personale Konflikte sowie den Verlust sozialer Kompetenzen zur Folge haben. Aussagen wie: „Die mangelnde Aufmerksamkeit der Kinder ist der Mangel an Aufmerksamkeit, die man ihnen widmet" machen deutlich, wo die Schuld am Verhalten der Kinder gesucht werden muss. Auch der rasante technische Fortschritt und mit ihm die Reizüberflutung, der die Kinder ausgesetzt sind - das Überangebot an Freizeitaktivitäten, übermäßiger Fernsehkonsum sowie eine Vielzahl nicht mehr zu bewältigender Eindrücke durch eine veränderte Gesellschaft -, gelten als Gründe, weshalb Kinder mit unangemessenem Verhalten reagieren. Kinder, die verhaltensauffällig, aber nicht von ADHS betroffen sind, werden dadurch unterschiedslos in die Kategorie hyperaktiv oder aufmerksamkeitsgestört eingereiht.

Es konnte nicht ausbleiben, dass im Zuge des öffentlichen Interesses nun auch Helfer auf den Plan treten, die ohne eine entsprechende Qualifikation das vermeintlich gestörte Verhalten zu beheben versprechen. Neben Ratschlägen zur Ernährungsumstellung und Konzentrationsübungen enthält die Angebotspalette auch exotischere Vorschläge wie die Behandlung mit Bachblüten oder Bioresonanztherapie, astrologische Beratung, Kinesiologie und Homöopathie, Familienaufstellung und Auralesen. Letzteres trug dazu bei, betroffene Kinder als Indigo-Kinder zu bezeichnen und ihnen besondere spirituelle Fähigkeiten zuzuschreiben - was die Probleme, die sie und ihr Umfeld mit ihnen haben, indes nicht beseitigt - außer man glaubt daran.

Auf dem medizinisch-biologischen Sektor eröffnen die bildgebenden Verfahren den Eintritt in eine neue, wenn auch umstrittene Dimension bei der Suche nach den Ursachen. Jetzt kann man im lebenden Gehirn nach den Ursachen des Verhaltens forschen. Bedauerlicherweise fällt bei der Euphorie, solche Mittel in der Hand zu haben, die Überlegung nicht ins Gewicht, dass es nicht möglich ist, die Aktivitäten des Gehirns mit ihnen realitätsgerecht abzubilden. Der Pharmakologe und Wissenschaftsjournalist Felix Hasler weist in seinem Buch „Neuromythologie" darauf hin, wie fehleranfällig beispielsweise eine MRT[4]-Untersuchung ist:

> „Das beginnt schon im Vorfeld, wenn Entscheidungen getroffen werden müssen, die Einfluss auf das Ergebnis haben. Hinzu kommt, dass der maschinelle Blick in einen lebenden Menschen [...] eine komplizierte Übersetzung seiner biologischen Struktur in Zahlen [bedingt], die dann wiederum zu Bildern umgerechnet werden muss. Und am Ende der Übersetzungskette steht der fehleranfällige Mensch, meist in Gestalt eines Radiologen, der die MRT-Bilder liest, beurteilt und daraus eine Diagnose ableitet".[5]

Mit verschiedenen Verfahren werden Blutdurchfluss und Glukosestoffwechsel gemessen und anatomische Abweichungen sowie Anomalien im Neurotransmitterbereich untersucht. Der Mediziner Paul Wender stellte in seiner 1971 erschienenen Monografie „Minimal Brain Dysfunction in Children" die Hypothese auf, das Verhalten sei genetisch bedingt und durch eine verminderte Aktivität im dopaminergen System verursacht. Schon 1995 bezeichneten Cook et al. das Dopamin-Transporter-Gen als geeigneten Kandidaten für die Auslösung von ADHS. Und Krause et al. (2000) zeigten schließlich in ihren Untersuchungen an be-

---

[4] MRI bzw. MRT: Magnet-Resonanz-Tomografie (magnetic resonance imaging).
[5] Felix Hasler (2012) in „Neuromythologie", S. 40

troffenen Erwachsenen, dass sich die erhöhte Dichte der Dopamintransporter im Striatum mit Ritalin deutlich reduzieren lässt, mit den entsprechenden Auswirkungen auf das Verhalten. Zametkin et. al. (1994) stellten mittels PET[6] fest, dass der Glukosestoffwechsel bei betroffenen Erwachsenen um 8 Prozent niedriger sei als bei nicht betroffenen Erwachsenen. Hynd et al. (1994) fanden bei Messungen mittels MRI-Analyse, dass Teile des Corpus callosum[7] bei betroffenen Jungen kleiner waren als bei nicht betroffenen Jungen. Gleiches ergaben auch die Untersuchungen von Semrud-Clikeman et al.(1994). Diese Gruppe fand drei Jahre später noch weitere anatomische Unterschiede in anderen Hirnregionen. Und die Befunde von Castellanos et al. (1996) ergaben ebenfalls ein kleineres Volumen verschiedener Gehirnregionen der rechten Hirnhemisphäre und des Kleinhirns. Die genannten Forscherteams sind nur einige von vielen, die sich auf diesem Gebiet der Ursachenforschung mittels bildgebender Verfahren betätig(t)en. So beeindruckend die Anzahl der Veröffentlichungen zum Thema auch zu sein scheint, Tatsache ist, dass sich insbesondere bei den Untersuchungen zu anatomischen Unterschieden die Ergebnisse nicht durchgehend bestätigen ließen.

Geforscht wird außerdem nach einer genetischen Komponente, denn es hatte sich gezeigt, dass im nächsten Verwandtenkreis eines betroffenen Kindes mindestens ein Familienmitglied ebenfalls betroffen ist. Familienstudien (Biederman et. al. 1995, Faraone, 1997) ergaben, dass Kinder eines selbst betroffenen Elternteils ein signifikant höheres „Risiko" haben, selber von

---

[6] PET = Positronen-Emissions-Tomografie
[7] Das Corpus callosum besteht aus Nervenfasern, es verbindet die beiden Gehirnhälften miteinander

ADHS betroffen zu sein. Und Adoptions- und Zwillingsstudien (u.a. Eaves et al. 1997) zeigten ähnliche Ergebnisse. In jüngster Zeit (2012) ergaben Studien an Fischen, dass das Latrophilin3-Gen hyperaktives Verhalten auslöst. Dieses Ergebnis stützt zwar die Annahme einer genetischen Bedingtheit der ADHS, trägt aber zur Erklärung ihrer Ursache nicht bei.

Zunächst galt das Verhalten in der Bundesrepublik als Störung, nicht als Krankheit. Erst im Dezember 2002 wurde es offiziell als Krankheit anerkannt. Mit einer gemeinsamen Erklärung von Bundesministerium für Gesundheit und Soziale Sicherheit, der Deutschen Gesellschaft für Kinder- und Jugendpsychiatrie und den Gesellschaften der Kinderheilkunde und Jugendmedizin hatte man diesen Schritt beschlossen. Anlass waren zum einen die Proteste gegen die zunehmende Verschreibung des Psychopharmakons Methylphenidat und zum anderen der Druck seitens der Elternverbände und der Kinderärzte und -psychiater, die die Verschreibung und die Übernahme der Kosten durch die Krankenkassen forderten.

Im Februar 2013 gab die Deutsche Gesellschaft für Soziale Psychiatrie e.V., die gegen die Krankheitshypothese opponiert, eine Broschüre heraus mit dem Titel: „Eine Generation wird krankgeschrieben."[8] In diesem Positionspapier, welches anlässlich einer Veranstaltung der Gesellschaft im Jahre 2012 aufge-

---

[8] http://www.dgsp-ev.de/fileadmin/dgsp/pdfs/Flyer_Infoblatt_KuFo-Programme_Broschueren/Broschuere_Memorandum_Ritalin_2013_web.pdf
Download: 20. 06. 2014

setzt wurde, üben die Autoren „Kritik am aggressiven Marketing der Pharmaindustrie und an den von ihr finanzierten Studien", wie es im Vorwort heißt. Sie setzen der Diagnose ADHS ihre Auffassung entgegen. Der Authentizität halber, und um dem Leser die Gelegenheit zu geben, sich selbst ein Bild zu machen, stelle ich beide Positionen, die der Kritiker und die des wissenschaftlichen Mainstreams, in Auszügen einander gegenüber. In der genannten Broschüre heißt es unter anderem:

> Zu den Ursachen zählen sicherlich vielfältige Belastungen und der dadurch oft entstehende Druck auf die Kinder in der heutigen Familie. Hochgeschraubte Leistungserwartungen verunsicherter Eltern können eine Rolle spielen. Finanzielle Not und soziale Isolation erzeugen in vielen Fällen eine gereizte Familienatmosphäre, die bei den Kindern durch motorische Unruhe zum Ausdruck kommen kann. Belastungen und fehlende Perspektiven für das eigene Leben und dasjenige ihrer Kinder führen bei vielen Eltern dazu, dass die Erziehungsaufgaben zu einer Überforderung werden. Es gelingt dann nicht mehr, den Kindern Struktur durch Regeln und Grenzsetzung zu geben und ihnen Halt und Sicherheit zu gewähren. Psychische und körperliche Erkrankungen der Eltern mit daraus folgender Inanspruchnahme oder auch Vernachlässigung der Kinder sind ebenfalls Faktoren, die Kinder beunruhigen, ihre Aufmerksamkeit in Beschlag nehmen und sekundär in rastloser Umtriebigkeit zum Ausdruck kommen können. Dasselbe gilt für den Verlust wie auch für den Wechsel wichtiger Bezugspersonen in Familie, Kindertagesstätte oder Schule sowie für Tod oder lebensbedrohliche Erkrankungen in der Familie, die es den Eltern oder anderen Bezugspersonen unmöglich machen, aufmerksam gegenüber den emotionalen Bedürfnissen ihrer Kinder zu sein.

Ausschließliche und zu einengende Beziehungen zwischen einem Elternteil und dem Kind können beim Kind zu einem Unvermögen führen, sich zu trennen. Dadurch entsteht Angst mit folgender motorischer Unruhe, wenn das Kind z.B. im Unterricht versucht, die alleinige Aufmerksamkeit der Lehrerin zu erzwingen. Andererseits kann aber auch ein Mangel an Kontakt zwischen Eltern und Kind, zum Beispiel bei Vernachlässigung oder bei zu früher Geburt mit mehrwöchiger Separation von den Eltern, zu einem erhöhten Risiko führen (27%), später ADHS-Symptome zu entwickeln, wobei auch hirnorganische Schäden in Betracht gezogen werden müssen. (S.6)

Die Kritik der Gesellschaft für Soziale Psychiatrie richtet sich jedoch vor allem gegen die Pharmaindustrie, der vorgeworfen wird, ADHS als Krankheit erfunden zu haben, und diesbezüglich Studien zu finanzieren. Von den Autoren werden deshalb Gegenstudien aufgeführt, die die eigenen Einschätzungen stützen: Studien aus Kanada an Hunderten von Kindern hatten danach ergeben, dass diese fälschlich diagnostiziert und medikamentös behandelt worden seien. Aus einer schwedische Studie ging hervor, dass belastende familiäre Bedingungen die Ursache des Verhaltens von Kindern sei, die man deshalb mit Stimulanzien behandelt habe. Und auch Untersuchungen in der Schweiz und in Deutschland hätten gezeigt, dass diverse gravierende Fehler zu einer Diagnose geführt hätten.

Dieser Auflistung folgt die Behauptung, das „Dopaminmangelsyndrom" und andere Faktoren seien Krankheitserfindungen, mit denen eine somatische Erkrankung suggeriert werde, statt von einer Verhaltensstörung auszugehen, die pädagogisch und psychoanalytisch beeinflussbar sei. Zu der dieser in der Broschüre geübten Kritik ihrer Kollegen haben im Mai 2013 Wissenschaftler des Zentralen ADHS-Netzes[9] Stellung genommen und ihre Position dargelegt, die an Überzeugungskraft ebenfalls nicht zu wünschen übrig lässt:

> Unter anderem wird behauptet, dass ADHS als Diagnose generell umstritten sei, dass sie generell zu häufig diagnostiziert und zu häufig medikamentös behandelt werde. Forschungsergebnisse, wie die vom National Institute of Mental Health (NIMH) finanzierte MTA-Studie oder systematische Meta-Analysen werden als absatzorientierte Studien eingeordnet. Es werden in der empirischen Wissenschaft als überholt angesehene Auffassungen über die Ätiologie der ADHS (Konflikte und innere Spannungen als Ursache für Unaufmerksamkeit) und empirisch nicht belegte Behandlungsstrategien (zweijährige psychoanalytische Prävention und Intervention im Kindergarten, Erfahrungen auf der Alm) propagiert. Es ist beeindruckend, wie durch einen Verein für psychiatrisch Tätige aller Berufsgruppen die international von mehreren Fachgremien unisono vorgeschlagenen diagnostischen und therapeutischen Strategien komplett ignoriert werden.

Weiter führt das Zentrale ADHS-Netz aus, dass ADHS im Kindes-, Jugend- und Erwachsenenalter genauso zuverlässig diagnostiziert werden könne, wie andere psychische Störungen auch. Zudem lägen empirisch gut gesicherte Erkenntnisse zur

---

[9] http://www.zentrales-adhs-netz.de/uploads/media/STN Broschuere_ DGSP_ 2013.pdf. Download: 20. 06. 2014

Bedeutung sowohl von genetischen als auch psychosozialen Faktoren über die Ursachen von ADHS vor. Die Pharmakotherapie sei nur *ein* Baustein eines multimodalen Therapiekonzeptes, aber sie habe sich als sehr wirksam erwiesen

Da beide Seiten im Verhalten eine (krankhafte) Störung der Informationsverarbeitung sehen, läuft die Diskussion auf ein Henne-Ei-Problem hinaus: Sind die genetischen und neurobiologischen Faktoren Auslöser des Verhaltens oder bewirken krankmachende soziale Bedingungen Veränderungen von Hirnzuständen? Für die Befürworter der Krankheitshypothese sind die gestörten Prozesse das Primäre, weshalb man ihrer Auffassung nach von einer Krankheit sprechen sollte. Die Gegner sehen den Auslöser des Verhaltens in den familiären Belastungen, die eine Veränderung der elektrophysiologischen und neurochemischen Prozesse zur Folge haben. Die Gegenüberstellung der Positionen zeigt daher vor allem eins: Es ist derzeit letztlich Glaubens- oder Einstellungssache, welcher der beiden Parteien man den Vorzug gibt. Solange man die Ursache des Verhaltens nicht kennt, wird sich an dieser kontroversen Auseinandersetzung jedenfalls nichts ändern.

Die Vielzahl der Studien, die in den vergangenen Jahrzehnten zur Ursache, zu den einzelnen Verhaltensauffälligkeiten und zu den Behandlungsmethoden der Aufmerksamkeitsdefizit-Hyperaktivitätsstörung durchgeführt wurden, erwecken den Anschein, als seien bei der Lösung des Problems bedeutende Fortschritte gemacht worden. Nur bei der Suche nach einer Ursache kommt man nicht voran. Da man nicht fündig wurde und die Forschung deshalb seit Jahren, wenn nicht seit Jahrzehnten auf der Stelle tritt, wird die Suche verlagert. Nun sind weitere Verhaltensauffälligkeiten, Störungen und Krankheiten im Gespräch, die bei den Betroffenen auftreten können, aber nicht müssen. Zu diesen Komorbiditäten, die im Zusammenhang mit ADHS genannt werden, zählen u.a.: eine (angebliche) Neigung zur Delinquenz, der Asperger-Autismus, Legasthenie und Dyskalkulie, Diabetes, Neurodermitis, das Gilles-de-la-Tourette-Syndrom, Angststörungen, Depressionen und viele andere.

Allein die Menge so verschiedenartiger Störungen und Krankheiten hätte eigentlich schon stutzig machen können. Denn welche andere Krankheit oder Störung außerdem wird mit solchen Rattenschwänzen zusätzlicher Auffälligkeiten und Krankheiten in Verbindung gebracht? Diese Vielzahl an Krankheiten und Störungen findet man auch, wenn man die nicht betroffenen Menschen daraufhin untersuchen würde, welche Krankheiten und Störungen mit ihrer Art, sich zu verhalten, auftreten können.

Nicht untersucht wurde bisher das Denken dieser Minderheit, da man ja im Verhalten eine Krankheit sieht. Doch wenn Menschen aufgrund ihrer abweichenden Art anders wahrnehmen, wenn sie Verständnisprobleme haben und ihre Aufmerksamkeit nicht den Kriterien entspricht, die man anlegt, dann sollte man sich eigentlich die Frage stellen: Wie kommt bei ihnen das Wissen ins Gehirn? Wie denken sie und worauf achten sie?

Es ist daher an der Zeit, sich damit zu beschäftigen, wie diese Minderheit denkt, wie sie ihr Wissen erwirbt, auf welche Weise sie Erfahrungen sammelt und von welcher Art diese Erfahrungen sind.

3. Der Perspektivenwechsel

3.1. Die Ursache suchen, wo sie zu finden ist: Denken und Informationsverarbeitung

Um zur Ursache der vermeintlichen Aufmerksamkeitsstörung zu kommen, verlassen wir die Fachgebiete, in denen zu ihr geforscht wird. Denn da wir jetzt davon ausgehen, dass das Verhalten keine Störung und auch keine Krankheit ist, macht es keinen Sinn, weiterhin dort nach Ursachen zu suchen. Da es um die Frage gehen soll, wie die betroffene Minderheit Wissen erwirbt und wie deshalb ihr Denken funktioniert, ist das zuständige Fachgebiet die kognitive Psychologie, ein Teilgebiet der Allgemeinen Psychologie. Menschliche Informationsverarbeitung, Wahrnehmen, Aufmerksamkeit und Denken sind die Themen, mit denen man sich hier beschäftigt.

Anders als im üblichen Sprachgebrauch versteht man in der kognitiven Psychologie unter dem Begriff Denken die Kombination von logisch abstrakter Symbolverarbeitung und Gedächtnisleistung. Die Informationsverarbeitung wird also in den Begriff Denken mit einbezogen. Bisher geht man davon aus, dass der Aufbau und die Arbeitsweise des menschlichen Gehirns bei allen Menschen denselben Prinzipien unterliegen. Die menschliche Informationsverarbeitung sollte daher bei allen Menschen im Wesentlichen nach dem gleichen Muster ablaufen bzw. auf dieselbe Art und Weise funktionieren. Diese Annahme liegt allen psychologischen Modellen und Theorien zugrunde, so unterschiedlich sie sonst auch sind. Mit ihrer Hilfe versucht man, beides - Aufbau und Arbeitsweise - zu beschreiben, um zu verstehen, wie *das* menschliche Gehirn Information verarbeitet, wie über diese Verarbeitung unser Wissen im Kopf entsteht, wie es im Gedächtnis gespeichert wird, und welche Rolle unser Denken dabei für unser Verhalten spielt. Doch ein Durchbruch zu einem Verständnis der Arbeitsweise des menschlichen Gehirns ist bisher mit keinem Ansatz und keinem Modell gelungen.

Nun gilt ADHS zwar als Störung der Informationsverarbeitung. Dass aber die vergebliche Suche nach ihrer Ursache mit der fehlenden Erklärung zusammenhängen könnte, wie die menschliche Informationsverarbeitung funktioniert, dieser Gedanke ist noch nicht verfolgt worden. Das ist einer der Gründe, weshalb man bei der Suche nach der Ursache der ADHS nicht vorankommt. Da man nicht weiß, wie das „normale" menschliche Gehirn arbeitet, ist es auch nicht möglich zu sagen, worin der Fehler bestehen soll, wenn die neuronale Verarbeitung nicht normal zu verlaufen scheint.

Nachdem also das Rätsel der Arbeitsweise des menschlichen Gehirns ebenfalls noch seiner Lösung harrt, stellt sich die Frage, ob wir bei der Ursachenforschung schon wieder an eine Grenze gestoßen sind und nun auf Fortschritte in der Hirnforschung warten müssen. Erfreulicherweise ist das nicht der Fall. Denn den Anstoß zum Durchbruch gibt eine Entdeckung, die in einem kognitionswissenschaftlichen Fachgebiet gemacht wurde. Diese Entdeckung enthält neben dem, was ihre eigentliche Bedeutung ausmacht, auch die Lösung des ADHS-Problems. Wir können daher eine sinnvolle Erklärung des Verhaltens erwarten. Das Fachgebiet, in dem die Entdeckung gemacht wurde, ist die Didaktik der Mathematik. Diese Tatsache ist allerdings einer der Gründe, weshalb die Entdeckung nicht in einen Zusammenhang mit ADHS gebracht wurde, da sie nur implizit, nicht explizit die Lösung dieses Problems aufzeigt. Denn am Institut für Kognitive Mathematik der Universität Osnabrück, dem Ort der Entdeckung, wurde nach der Ursache weder gesucht noch zu ihr geforscht. Das gehört nicht zum Aufgabenbereich der Didaktik. Dieser Zusammenhang zwischen der Entdeckung und der ADHS ergab sich zufällig einige Jahre später.

Zu den Aufgaben der am Institut tätigen Wissenschaftler gehört die Beschäftigung mit der Frage: Wie kommt das Wissen (auf geeignete Weise) ins Gehirn? Denn wie man den Stoff vermitteln muss, der gelernt werden soll, hängt davon ab, wie ein menschliches Gehirn arbeitet, wie es Wissen aufbaut und strukturiert und wie ein Kind oder ein Erwachsener deshalb denkt und lernt.

Bei ihren Untersuchungen, die in den 80er Jahren des letzten Jahrhunderts gemacht wurden, stieß das Team des Instituts auf eine Besonderheit des menschlichen Denken, die niemand erwartet hatte. Diese Entdeckung, bei der es auch um die Ursache der ADHS geht, kommt weder so spektakulär daher wie Hartmanns Idee von den Jägern und Farmern, noch wirkt sie so unmittelbar einleuchtend wie Freeds Hemisphärenhypothese. Sie ist daher nicht so offensichtlich und auch nicht leicht zu verstehen. Dafür hat sie den Vorteil, wissenschaftlich fundiert zu sein.

In der Forschungsabteilung untersuchte man zum damaligen Zeitpunkt, was im Kopf von Kindern im Alter von 10 bis 14 Jahren vorgeht, wenn sie etwas Neues lernen. Das Neue, das die

Kinder lernen sollten, waren erste Kenntnisse zur Programmierung von Computern. Mit diesen Untersuchungen wollte man zunächst einmal herausfinden, wie Kinder Begriffe bilden, wie sie also beispielsweise ein Verständnis für Operationen wie die Addition oder für Algorithmen[10] erwerben. Wie sich die Begriffsbildung überhaupt vollzieht, wie sich über das Denken und Lernen Konzepte entwickeln, das war bisher noch kaum untersucht worden. Daran hat sich auch bis heute nicht viel geändert, anderenfalls wäre man vermutlich schon längst darauf gestoßen, dass die Begriffsbildung bei Menschen mit ADHS anders funktioniert. So aber hat man, allen Behauptungen zum „gehirngerechten Lernen" zum Trotz, keine konkrete Vorstellung, wie wir Menschen eigentlich zu unserem Wissen kommen - egal ob wir nun ADHS haben oder nicht.

Am Institut begann man damit, zu beobachten, wie Kinder an eine neue Aufgabe herangehen. Für diese Untersuchung hatte man folgende Aufgabe als Herausforderung gewählt: Beim Umgang mit Computern besteht eines der Probleme darin, einen Algorithmus zu (er-)finden, mit dem die elementare Prozesse organisiert werden, die der Computer ausführen soll. Die Wissenschaftler interessierte nun, welche individuell unterschiedlichen kognitiven Strategien oder Vorgehensweisen die Kinder anwenden, um Algorithmen zu analysieren. Eins der Diagnoseinstrumente waren die am Institut entwickelten Dynamischen Labyrinthe[11], ein Baukastensystem, mit dem es u.a. möglich ist, Schal-

---

[10] Ein Algorithmus ist eine Vorgehensweise oder Handlungsvorschrift zur Lösung eines (mathematischen) Problems, das aus mehreren Teilaufgaben besteht.

[11] Dynamische Labyrinthe:

tungen zu bauen, wie sie in ähnlicher Weise in Automaten verwendet werden. Dieses System ermöglicht einen handlungsorientierten Zugang zur mathematischen Begriffsbildung.

Ein weiteres Interesse galt der Wechselwirkung zwischen mentalen Modellen, die die Kinder bei der Ausführung entwickelten, und den Dynamischen Labyrinthen, mit denen sie arbeiten sollten. Denn in ersten Beobachtungen hatte man festgestellt, dass es einen deutlichen Unterschied in der Vorgehensweise der Schüler gab, wenn sie mit diesem System Schaltungen konstruierten, mit denen Gegenstände, z. B. gelbe und blaue Stäbchen, nach Farbe sortiert werden sollten (Abbildung 1 auf Seite 48). Ein Teil der Schüler entwickelte dazu eine spezielle Methode: Diese Kinder arbeiteten zielorientiert, aber sie begannen mit der Lösung einer Teilaufgabe, ohne sich zuvor ein Verfahren für die Lösung der gesamten Aufgabe überlegt zu haben. Sie gingen sequenziell vor und entwickelten ihre Lösungsvorstellungen sozusagen im Dialog mit dem Material: Sie analysierten ihre Teillösungen, prüften sie, um dann durch deren Modifikation zu einer Gesamtlösung zu kommen. Die anderen Schüler entwickelten folgende Methode: Sie entwarfen zuerst einen begrifflichen Rahmen, der die gesamte Aufgabe umfasste, in dessen Konstruktion sie ihr Vorwissen über Aufgaben und Lösungswege einfließen ließen. Anschließend strukturierten sie die Aufgabe, bevor sie an deren Lösung gingen. Auf diese Weise kamen sie ebenfalls zu einem Ergebnis.

---

http://www.ikm.uni-osnabrueck.de/aktivitaeten/dl/dynamische labyrinthe.htm.
Download 10. Oktober 2014

Diese letztere Strategie hatte man am Institut eigentlich auch erwartet, weshalb man von der erstgenannten Vorgehensweise überrascht war. Zur Unterscheidung dieser doch sehr unterschiedlichen Vorgehensweisen bezeichnete man die spezielle Strategie deshalb als sequenzielles und die letztgenannte als begriffliches Problemlöse-Verhalten.

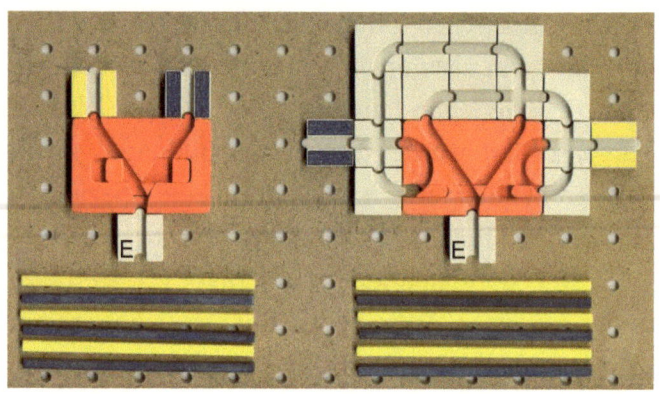

Abbildung 1: 2er-Sortiermaschine mit Flip-Flop (links) und mit Weiche (rechts)
Abdruck mit freundlicher Genehmigung durch I. Schwank

Nun wollte man außerdem erfahren, welche fundamentalen kognitiven Prozesse bei Kindern ablaufen, wenn sie mit einer Aufgabe beschäftigt sind. Untersucht werden sollte also auch die *interne kognitive Struktur,* die dem Denken zugrunde liegt. Dabei geht es um Folgendes: Über unsere Sinnesorgane empfangen wir Reize in Form von Wellenlängen oder Molekülen aus der Umwelt. Sie werden im Gehirn in Signale transformiert, um verarbeitet werden zu können. Durch die Verarbeitung im Gehirn werden sie zu Informationen. Diese helfen uns aber nur wenig, wenn sie nicht entschlüsselt, also mit einer Bedeutung versehen, wenn sie ungeordnet, also nicht kategorisiert und auch nicht strukturiert sind, so dass sie miteinander kombiniert werden können.

In der Psychologie geht man davon aus, dass wir über die internen Verarbeitungsprozesse Schemata bzw. kognitive Strukturen entwickeln, um unser Wissen zu ordnen. Schemata sind, wie Kopp und Mandl[12] in ihrem Forschungsbericht schreiben, „übergeordnete kognitive Strukturen von Gegenständen, Situationen und Inhalten. Sie gewährleisten Verstehen, indem neu wahrgenommene Informationen einem adäquaten Schema zugeordnet werden." (S.3) Mit anderen Worten, wir bilden Ober- und Unterbegriffe, um die Wirklichkeit zu ordnen: Wir wissen, dass eine Rose eine Blume ist und zu den Pflanzen gehört, haben also ein Schema für Rose, dem wir alle Rosen zuordnen, ein Schema für Blumen *als Basiskategorie* und auch eines für Pflanzen *als Oberbegriffskategorie.*

Von kognitiven Strukturen nimmt man an, dass sie zu den Inhalten unseres Gedächtnisses zählen. Sie steuern die Prozesse der Informationsverarbeitung. Sie lenken aber auch unsere Aufmerksamkeit, beeinflussen unsere Wahrnehmung, prägen sich in unserem Denken, in unserem Verhalten, unserem Handeln und in unseren Reaktionen aus. Vereinfacht ausgedrückt könnte man sagen, sie gehören zu einer mittleren Ebene, in der unser Wissen als Inhalt unseres Gedächtnisses repräsentiert ist. Sie sind die

---

[12] Kopp, B. & Mandl, H. (2005): Wissensschemata
http://epub.ub.uni-muenchen.de/744/1/FB-177.pdf.
Download 02.10.2014

Schnittstellen zwischen Informationsverarbeitung im Gehirn und unserem (bewussten) Erleben und Verhalten.

Von der kognitiven Struktur, über die man am Institut mehr erfahren wollte, nimmt man an, dass ihre „Aufgabe" darin besteht, die Art und Weise zu organisieren, in der wir Konzepte erwerben und zu Begriffen kommen. Zu ihrer Untersuchung verwendete man zwei verschiedene Materialien bzw. Methoden. So sollten die Kinder einmal mit Hilfe sogenannter Strichmännchen Zahlen ordnen, sie also in eine Reihenfolge bringen. Außerdem sollten sie mit den Dynamischen Labyrinthen Lösungswege finden. Bei dieser Untersuchung zeigte sich, dass die Kinder bei der Lösungssuche eine Vorliebe entweder für die Strichmännchen-Methode oder für die Dynamischen Labyrinthe besaßen. Ein weiteres Resultat dieser Untersuchungen war, dass sich aus der Art und Weise, in der die Kinder vorgingen, Rückschlüsse auf ihr Denken bzw. ihre kognitive Struktur ziehen ließen. Denn mit den Begründungen ihres Vorgehens bei der Lösungssuche beschrieben sie zugleich die „Welt", in der sich ihr Denken bewegt: Sie hatten sich entweder an Zuständen orientiert, wenn sie begrifflich vorgingen, oder an Abläufen, wenn sie sequenziell vorgingen (siehe auch Abbildung 2 auf Seite 57). Das eigentlich Überraschende aber war, dass einige Schüler ihre Strategie wechselten, wenn sich die andere als geeigneter erwies. Das bedeutete letztendlich: einen Zusammenhang beispielsweise zwischen sequenzieller kognitiver Struktur und der Vorliebe für ein sequenzielles Vorgehen beim Bau einer Schaltung mit den Dynamischen Labyrinthen gibt es nicht. In unserem Denken und Handeln sind wir frei.

Im Zuge dieser Untersuchungen unterrichtete die Mathematikdidaktikerin Inge Schwank einen vierzehnjährigen tauben Schüler. Zuvor hatte man bereits Untersuchungen mit hörgeschädigten Schülern und einer Kontrollgruppe mit gesunden Kindern durchgeführt. Die Fachleute am Landesbildungszentrum für Hörgeschädigte in Osnabrück hatte es überrascht, als sich herausstellte, dass die hörgeschädigten Kinder beim mathematischen Problemlösen mit den Dynamischen Labyrinthen besser abschnitten, als die Kinder der Kontrollgruppe: Was getan werden sollte, ließ sich mit dem Baukastensystem nonverbal vermitteln und erschließen.

Dieser Junge schien jedoch von den Vorteilen dieses Systems nicht zu profitieren. Alle Bemühungen, ihm die mathematische Begriffsbildung auf die nonverbale Weise beizubringen, blieben wirkungslos. Erst als Schwank sich dazu entschloss, ihm die formale Sprache der Registermaschinen direkt zu vermitteln, hatte sie Erfolg. Dieses Resultat war so überraschend, dass man der Sache weiter nachging. Denn dass der Junge mit dieser Methode zurechtkam, bedeutete, dass sich sein Denken in Beziehungen und Begriffen vollzog. Für ein solches Denken aber galt das Sprachvermögen bis dahin als unabdingbar.

Nach einer Reihe weiterer Untersuchungen kam man schließlich zu dem Schluss, es müsse *zwei verschiedene* kognitive Strukturen geben, in denen sich unsere Denkprozesse ausprägen. Man ersetzte deshalb die bis dahin verwendeten Bezeichnungen sequenzielles und begriffliches Denken durch die passenderen Begriffe von einer *prädikativen* und einer *funktionalen* kognitiven

Struktur[13]. Die prädikative, welche häufig vorkommt, prägt sich aus in einem Denken in Begriffen und Beziehungen, wie dies auch beim tauben Jungen der Fall war. Die funktionale, die seltener ist, prägt sich aus in einem Denken in Operationen und Wirkungsweisen. Da die jeweilige kognitive Struktur auch die Aufmerksamkeit steuert, richtet sich diese folglich auf ganz verschiedene Sachverhalte, je nachdem, ob man nun in Begriffen und Beziehungen oder in Operationen und Wirkungsweisen denkt. Und da die kognitive Struktur auch die Prozesse im Gehirn steuert, beeinflusst sie die Informationsverarbeitung ebenfalls: die Inhalte des Gedächtnisses haben eine andere Struktur.

Die neuen Begriffe sind mathematischen Ursprungs. In der Erstveröffentlichung ihrer Theorie[14] schrieb Schwank, die funktionale kognitive Struktur sei auf Funktionen aufgebaut. Der Begriff der Funktion bezeichnet in der Mathematik eine Relation, die jedem Element einer Definitionsmenge[15] ein Element einer Zielmenge[16] zuordnet. Überträgt man diese mathematische Beschreibung auf eine Situation im täglichen Leben, ist mit dem Funktionsbegriff folgendes gemeint: die Menge der Dinge bzw. Sachverhalte, die in einer gegebenen Situation *wesentlich* sind,

---

[13] Schwank, I. Kognitive Mathematik
http://www.fmd.uni-osnabrueck.de/ebooks/kognitive-mathematik.htm
Download 10. 10. 2014

[14] Anders als im allgemeinen Sprachgebrauch versteht man in den Naturwissenschaften unter dem Begriff „Theorie", dass es sich dabei um eine gut geprüfte, als zutreffend und gesichert geltende Erkenntnis handelt, wie z.B. die Relativitätstheorie.

[15] Eine Definitionsmenge ist ein Teilbereich einer Grundmenge, die mehrere Elemente enthält.

[16] Die Zielmenge meint den Wertebereich einer Funktion, die ebenfalls mehrere Elemente enthält.

werden als Elemente einer Definitionsmenge angesehen. Da die Definitionsmenge nur ein Teilbereich der Grundmenge „Situation" ist, werden auch nicht alle in dieser Situation vorkommenden Sachverhalte erfasst, sondern nur diejenigen, die man für relevant hält. Für Menschen mit ADHS reichen die Elemente der „Definitionsmenge" allein nicht aus, um daraus zu schließen, was nun getan werden soll. Sie benötigen noch eine „Zielmenge", deren Elemente den für sie relevanten Elementen ihrer Definitionsmenge zugeordnet werden können. In der Mathematik ist die Zielmenge der Wertebereich einer Funktion. Bei Menschen mit einer funktionalen kognitiven Struktur können die im Gedächtnis gespeicherten Erfahrungen die Elemente von Zielmengen sein. Solche Elemente können aber auch der Zweck einer Anweisung, eines Plans, einer Aktion oder eines Vorhabens sein. Sie alle entsprechen dem ‚Wertebereich' bei der funktionalen Art des Denkens. Im Fall der funktionalen Art sind die gespeicherten Erfahrungen Strukturen von *Prozessen*, das heißt, es sind Abläufe erlebter Situationen und beobachtete Wirkungen, die sich aus eigenen und fremden Handlungen, aus Aktionen und Abläufen ergeben haben. Auf diese Funktionen, welche Sachverhalte als Elemente einer gegebenen Situation einer entweder im Gedächtnis gespeicherten Erfahrung oder einem vermuteten Zweck zuordnen, richtet sich die Aufmerksamkeit von Menschen, deren Denken von der funktionalen kognitiven Struktur geprägt ist - und zu ihnen gehören auch Menschen mit ADHS. Das bedeutet, dass es eine Form der Aufmerksamkeit gibt, die sich *nicht* lenken lässt, und es bedeutet zugleich, dass Wissen in einer bestimmten Reihenfolge ins Gehirn kommen muss, wenn es gelernt werden soll: Erst die Bedingungen (Anforderungen) der aktuellen Situation als

Elemente der Definitionsmenge, dann die Zuordnung zu Elementen der Zielmenge, um den Zweck zu ermitteln, und erst dann der (Lösungs-)Weg bzw. das Handeln.

Bei ‚normalen', also nicht von ADHS betroffenen Menschen richtet sich deren Aufmerksamkeit, die sich ebenfalls nicht lenken lässt, auf Beziehungsstrukturen. Deshalb beachtet man Einzelheiten und Details eines Sachverhalts oder eines Zustandes und deren Beziehungsverhältnis. Die Herstellung von Beziehungen zwischen verschiedenen Sachverhalten führt zu einer zustandsorientierten Aufmerksamkeit. Im Fall der prädikativen Art sind Erfahrungen in Form von Begriffen und Symbolen als Beziehungsstrukturen gespeichert. Der Begriff Prädikat meint dabei folgende Form einer Struktur: Zwischen Objekten und ihren Eigenschaften besteht eine Beziehung, die einem Objekt seine Eigenschaften zuordnet. Sieht man einen roten Ball, dann ordnet das Prädikat „ist (ein)" dem Ball als Objekt die Farbe „rot" als Eigenschaft zu: der Ball *ist* rot. Diese Beziehungsstruktur besteht auch zwischen verschiedenen Objekten und Sachverhalten. Weiß man, dass Peter der Sohn von Paul ist, dann ist die Vater-Sohn-Beziehung die Struktur, auf die sich die Aufmerksamkeit richtet. Deshalb werden bei der prädikativen Art des Denkens nur diese Elemente der ‚Definitionsmenge' einer Grundmenge gebraucht, die in einem Beziehungsverhältnis zueinander stehen, um einen Gegenstand in seinem Zustand zu erfassen und, davon ausgehend, zu urteilen oder das weitere Handeln zu planen. Hier ist die Reihenfolge, in der das Wissen ins Gehirn kommt, eine andere: Erst die Bedingungen (Anforderungen) der aktuellen Situation, deren Elemente zueinander in Beziehung gesetzt sind bzw. miteinander verknüpft werden können. Dann folgt der Lösungsweg, die Aktion, das Handeln, und daraus ergibt sich das Ziel und nach diesem der Zweck der Sache. In dieser Weise waren die Schüler vorgegangen, die zuerst einen begrifflichen Rahmen entworfen und die Aufgaben strukturiert hatten, und die dann an die Lösung gingen, mit der sie schließlich zu einem Ergebnis, dem Ziel kamen. Auf diese Weise und in dieser Reihenfolge kommt das Wissen bei der Mehrheit der Menschen ins Gehirn.

Es sind also grundlegend andere Relationen, auf die sich die Aufmerksamkeit beim funktionalen und beim prädikativen Denken richtet. Für von ADHS Betroffene sind deshalb andere Elemente wichtig als für nicht betroffene Menschen: ihre Aufmerksamkeit richtet sich auf die Funktion als Relation, die Elemente der gerade aktuellen Situation geeigneten Elementen einer Zielmenge zuordnet. Wenn Kinder oder Erwachsene mit ADHS impulsiv reagieren, dann ist aufgrund ihrer Art der Informationsverarbeitung spontan eine solche Zuordnung erfolgt. Sie geschieht also unbeabsichtigt und ergibt sich apriorisch. Das bedeutet für Menschen mit ADHS, sie ‚wissen' in diesen Augenblicken, was getan werden muss - auch wenn diese spontane Zuordnung nicht immer richtig ist. Doch sie reagieren bereits, während die Anderen noch dabei sind, die Dinge der aktuellen Situation zu sichten, um ihr Handeln zu planen. Umgekehrt sind Betroffene aber überrascht, wenn die Anderen aufgrund einiger weniger Details zu einem raschen Urteil kommen, während sich für sie selbst noch kein passendes Element der Zielmenge ergeben hat oder ein Zuordnen noch nicht erfolgen konnte.

Es ist leicht einzusehen, dass ein so gravierender Unterschied Auswirkungen sowohl auf die Wahrnehmung als auch auf das Verhalten haben muss: Wer aufgrund seiner prädikativen kognitiven Struktur in Begriffen und Beziehungen denkt, *muss* (invariante) *Details beachten*, sie zueinander in Beziehung setzen und aus diesen Faktoren auf den jeweils geeigneten Lösungsweg schließen. Dazu benötigt er die Kenntnis von Lösungswegen, die schrittweise erlernt werden müssen. Er wird seine Aufmerksamkeit auf Zustände und ihre statischen Merkmale richten und davon sein weiteres Vorgehen abhängig machen. Er muss sein Verhalten wiederholen, muss üben, um die Erfahrung zu machen, dass die Beziehungen, die er hergestellt hat, auch zutreffen und sich vorhersagen lassen: „Wenn 318 plus 478 der Fall sind und beide Zahlen miteinander addiert werden, dann lautet das Ergebnis 796." Und er wird bei der Bearbeitung von Aufgaben bevorzugt nach der Methode „eins nach dem anderen" vorgehen und seine Tätigkeit auch zu Ende führen, um das jeweilige Ziel tatsächlich zu erreichen.

Wer aufgrund seiner funktionalen kognitiven Struktur in Operationen und Wirkungsweisen denkt, *muss Prozesse beobachten*. So kann er in Erfahrung bringen, welche Auswirkungen sich mit ihnen ergeben. Er muss selber Prozesse initiieren und in Gang bringen, um Abläufe vergleichen und Wirkungsweisen erkennen zu können. Er benötigt also notwendig die Kenntnis eines Ziels bzw. eines Zweckes, denn nur so weiß er, ob sein Handeln und das Planen seines Handelns auch zielführend sein werden. Und er wird bei der Bearbeitung von Aufgaben bevorzugt prozess- und zielorientiert vorgehen, um geeignete Lösungswege selber zu finden: „Wenn 318 und 478 der Fall sind und der Zweck darin besteht, als Ergebnis ihre Summe zu erhalten, dann müssen die Zahlen addiert werden."

Bislang konnte nicht zweifelsfrei bestimmt werden, worauf sich die geforderte Aufmerksamkeit denn eigentlich richtet oder richten sollte. Eine Forderung wie: „Schau dir die Aufgabe genau an" oder „Jetzt sieh halt genau hin", enthält keinen Hinweis darauf, worauf der Blick gelenkt werden soll. Weiß man das aber, überrascht es nicht mehr, dass die Kinder bei solchen Forderungen hilflos und chaotisch reagieren. In Schwanks Artikel zur Konzeption funktionaler und prädikativer Strukturen (1996) ist eine Musterergänzungsaufgabe (Abbildung 2) abgebildet, die auf prädikative wie auf funktionale Weise gelöst werden kann. Entscheidend ist nicht, *ob* man die Aufgabe lösen kann, sondern worauf sich die Aufmerksamkeit richtet, *damit* man sie lösen kann. Die Aufgabe besteht aus acht verschiedenen Symbolen, einer Figur in Form eines liegenden Y, einem Kreis und einem Punkt. Ein neuntes Symbol fehlt. Dieses soll gesucht und als (richtige) Lösung unten rechts in die Leerstelle eingetragen werden. Löst man die Aufgabe prädikativ, achtet man auf die Position der Punkte und Kreise.

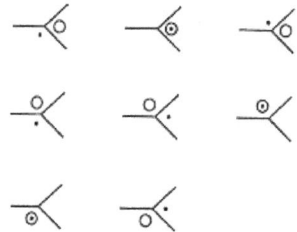

Abbildung 2: Musterergänzungsaufnahme;
Abdruck mit freundlicher Genehmigung durch I. Schwank

Man stellt fest, dass sich der Kreis in der oberen Zeile zwischen den „Armen" der Figur befindet, in der mittleren Zeile liegt er oberhalb und in der unteren Zeile unterhalb der Figur, während sich der Punkt in jeder Zeile an einer anderen Position der Figur befindet.

Schaut man spaltenweise, von oben nach unten, sieht man, dass sich der Punkt in jeder Spalte einmal unterhalb, einmal zwischen den Armen und einmal oberhalb der Figur befindet, und sich nun der Kreis an jeweils einer anderen Position befindet. Erfasst man die Aufgabe in dieser Weise, achtet man auf den jeweiligen Zustand, in dem sich Punkt und Kreis in Relation zur Figur befinden. Man fasst mengenmäßig zusammen, sucht also nach Gemeinsamkeiten, die zu einer sinnvollen Ergänzung führen.

Löst man die Aufgabe funktional, erkennt man, dass sich in den Zeilen der Punkt *gegen den Uhrzeigersinn* um die Figur *herumbewegt*, während in den Spalten der Kreis *gegen den Uhrzeigersinn* um die Figur *wandert*. In diesem Fall achtet man auf Bewegungen und Abläufe, kommt aber auf diese Weise zur selben Lösung. Worauf also soll ein ADHS-Kind achten, wenn ihm gesagt wird: „Jetzt schau halt mal genau hin!"? Nach derzeitigem Verständnis der Aufmerksamkeit gilt allerdings allein die prädikative Art als ‚normal' und richtig.

Da es keine allgemein anerkannte Definition von Aufmerksamkeit gibt, gehört es zu den Absonderlichkeiten der derzeitigen Beurteilung des ADHS-Verhaltens, dass von einer *Störung* der Aufmerksamkeit gesprochen wird. Mit der Kenntnis zweier Arten des Denkens aber lässt sich nun bestimmen, dass sich die als ‚normal' bezeichnete Aufmerksamkeit auf statische

Details, auf das Beziehungsverhältnis zwischen ihnen und auf Zustände richtet. Dagegen richtet sich die Aufmerksamkeit der von ADHS betroffenen Menschen auf funktionale Details, auf Prozesse und Abläufe und deren (Aus-)Wirkungen.

Somit gibt es nicht nur zwei Arten des Denkens, die zu unterscheiden sind, sondern es gibt auch zwei verschiedene Formen der Aufmerksamkeit: eine, die sich lenken lässt, um Interessantes und Wesentliches in den Fokus zu bekommen, und eine, die sich nicht lenken lässt, sondern die dank der jeweiligen kognitiven Struktur die Dinge entweder in der Art ihrer Beziehungen erfasst oder in der Art ihrer Funktionen. So ganz falsch ist der Begriff von einem Aufmerksamkeitsdefizit also nicht. Nur betrifft er beide Gruppen, also auch die sich normgerecht verhaltende Mehrheit, denn deren Aufmerksamkeit richtet sich nicht auf Abläufe und Wirkungsweisen.

Erinnern wir uns zum Ende dieses Kapitels noch einmal an die im zweiten Kapitel erwähnten neurophysiologischen, neuroanatomischen und genetischen Faktoren, die derzeit als Indizien für eine Erkrankung interpretiert werden. Diese Faktoren lassen sich ebenso gut und sogar besser als notwendige biologische Voraussetzungen für eine andere Art zu erleben, zu denken und sich zu verhalten verstehen. Denn eine andere Art des Seins kann sich nicht nur im Denken und Verhalten ausdrücken. Sie muss sich auch im Physischen manifestieren.

3.2 Die Erklärung des abweichenden Verhaltens

Das Kriterium „Vom Ziel oder Zweck ausgehend denken" oder besser: „Ein Denken, das schon im Anfang die Kenntnis des Zwecks notwendig braucht", ist das sicherste, um die vom ADHS-Urteil betroffenen Kinder und Erwachsenen als zu der Personengruppe gehörig zu identifizieren, deren kognitive Struktur auf Funktionen aufgebaut ist. Dies ist das eigentliche Charakteristikum, der Grund für das abweichende Verhalten. Mit keinem der Kriterien, die im DSM oder der ICD aufgeführt werden, ist eine Bestimmung so mühelos und zweifelsfrei möglich. Freed nennt es ein Denken, mit dem man vom Ganzen zu den Teilen kommt. In den Untersuchungen am Institut für Kognitive Mathematik bezeichnet man es als zielorientiertes Problemlöse-Verhalten. Da das Denken dieser Personengruppe bisher nicht untersucht wurde, gibt es in der Literatur zum Thema ADHS kaum Hinweise auf dieses Kennzeichen. Aufgefallen ist es der Psychologin Cordula Neuhaus. Sie schreibt in „Das hyperaktive Kind und seine Probleme" (1996): „Bei konkret erkennbaren Notwendigkeiten mit klarer Zielvorgabe (Einkäufe müssen nach oben geschleppt werden, die Lampe muss repariert werden, etc.) wird gerne ‚zupackend' gearbeitet." (S. 41) Einige Seiten später berichtet sie von diesen Kindern: „Es arbeitet aber für Ziele, die ihm subjektiv wichtig sind, wie einen netten Lehrer oder eine unmittelbar zu erwartende Belohnung." Diese Beschreibung ist jedoch nicht allzu aussagekräftig, denn für subjektiv wichtige Ziele arbeiten eigentlich alle Kinder. Deutlicher wird da schon der Psychiater Edward M. Hallowell. In seinem Bestseller „Zwanghaft zerstreut", der das Thema Erwachsenen-ADHS behandelt, schildert er ein Gespräch mit einem seiner Patienten. Der Patient bestätigt, verstanden zu haben, was Hallowell ihm vermittelt hat, sagt dann aber: „Trotzdem, was ist der springende Punkt?" Woraufhin Hallowell ihm erklärt: „Menschen mit ADD[17] sind immer ganz scharf auf springende Punkte [...].Da heißt es immer ‚Kommen wir zur Sache', ‚Und wie geht es weiter?', ‚Was ist der Knackpunkt?'" Sein Patient bestätigt dies mit den Worten: „Mich interessiert nicht der Weg, mich interessiert das Ziel." (S.34) Und wie sich in den Untersuchungen am Institut gezeigt hat: Beim Bau einer Schaltung mittels der Dynamischen Labyrinthe war aus der Vorgehensweise der Kinder zu ersehen, dass sie zielorientiert vorgingen und dabei nicht auf ein Vorwissen erlernter Rechenwege zurückgriffen, sondern Lösungswege durch Ausprobieren selber fanden.

Aus den Beschreibungen von Neuhaus und Hallowell geht jedoch nicht hervor, dass eine essentielle *Notwendigkeit* für diese Personengruppe besteht, die Kenntnis eines Ziels oder Zwecks mit den Anforderungen einer aktuellen Situation zu verbinden. Diese Notwendigkeit hatten wir im Verhalten von Mark, dem in der Einleitung genannten Jugendlichen, und dem dreier Kinder kennengelernt: dem des Schülers, der im Flötenkurs erst mit der Verteilung von Notenblättern für eine Aufführung ein Ziel bzw. einen Zweck im Üben erkannt hatte; dem Schüler, der verunsichert auf die Aufforderung der Lehrerin reagiert, den Bleistift zu nehmen, und deshalb fragt, was er tun solle, weil der Zweck der Forderung für ihn nicht ersichtlich war. Und ebenso beim Verhalten des Kindes, das einen Löffel holen sollte und ohne diesen

---

[17] ADD: Attention-Deficit-Disorder

wieder aus der Küche kam. In allen drei Fällen hatte den Kindern der Zweck der Aufforderung gefehlt: Zu welchem Zweck soll geübt, und was soll mit dem Bleistift bzw. dem Löffel gemacht werden? Mark hatte nur die Maße für die Anfertigung einer Werkzeichnung mitgeteilt bekommen, aber nicht erfahren, welchen Gegenstand sie darstellen soll. Auch für Eva, die meinte, eine Spaßaufgabe gestellt bekommen zu haben, gilt, dass sie vom Zweck ausgehend denkt: Die für sie unsinnige Vorstellung eines Menschen, der 35 Tonnen wiegen soll, hatte zum Resultat geführt, dass der Zweck dieser Aufgabe nur sein konnte, ein wenig Spaß in die sonst recht trockene Materie hineinzubringen. Ihre Freundin und Mitschülerin hatte ebenfalls nicht gewusst, was ein Sattelschlepper ist. Aber sie hatte die Aufgabe gelöst, weil diese Forderung für sie aus der Aufgabenstellung hervorging.

Ich war einige Jahre nach Frau Schwank zu exakt derselben Entdeckung gekommen, allerdings durch meine Arbeit mit von ADHS betroffenen Erwachsenen, also auf einem ganz anderen Weg. Daraufhin hatte ich mehrere Tests und Beobachtungen durchgeführt, die zeigten, dass Betroffene - Kinder und Erwachsene - die Kenntnis eines Zwecks oder Ziels tatsächlich *notwendig* brauchen, damit sie Anweisungen oder Anforderungen adäquat nachkommen können. Und sie brauchen diese Kenntnis nicht nur, sondern ein Zweck ist auch immer schon in allem, was und wie sie denken, enthalten. Er ist immer schon mitgedacht.

Die Teilnehmer an meinen Tests waren sowohl betroffene als auch nicht betroffene Väter und Mütter meiner Elternselbsthilfegruppe. Im ersten Test hatte ich sie aufgefordert, nach der Präsentation der Abbildung des sogenannten Kanizsa-Dreiecks (Abbildung 3) spontan zu sagen, was sie sehen:

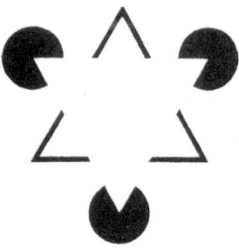

Abbildung 3: Das nicht sichtbare Dreieck
„Subjektive Konturen" nach Gaetano Kanizsa (1976)

Nicht betroffene Erwachsene hatten keine Probleme, der Aufforderung zu folgen. Sie sahen ein Dreieck, einen Stern, eine Mickymaus, einen Ziegenbock. Betroffene Erwachsene reagierten wie der Patient von Hallowell. Sie antworteten mehrheitlich mit einer Gegenfrage: „Worum geht es dabei?", „Worauf wollen Sie hinaus?" „Hat das etwas mit dem zu tun, was wir hier machen?" „Was ist damit?" Nur zwei der Betroffenen stellten keine Frage, sondern gaben eine Erklärung ab. In dieser war der Zweck, den sie dem Test unbewusst unterstellten, bereits enthalten. Die Erklärungen bezogen sich deshalb auf ihn und nicht auf die Frage. Eine Antwort lautete: „Das kenne ich, das hat etwas mit optischer Täuschung zu tun." Dieser Antwort folgte anschließend die Erklärung: „Das hatten wir mal im Biologieunterricht." Die andere Antwort begann mit den Worten:„ Ich erkläre mal, was da zu sehen ist ...", gefolgt von einer ausführlichen Beschreibung der Elemente, die mit der Frage abschloss, ob ich verstanden hätte, was zu sehen sei. Auf meine Nachfrage, was er denn nun sähe, gab der Teilnehmer zur Begründung an: „Solche Fragen kenne ich aus meiner Firma: Man muss den Leuten alles erklären, auch wenn die Fakten für jedermann sichtbar auf dem Tisch liegen." Offenkundiges erklären zu müssen war folglich der Zweck, den er mit der Frage verbunden hatte.

In einem weiteren Test sollten die Teilnehmer Kugelschreiber und Bleistift miteinander vergleichen. Die nicht betroffenen Eltern listeten (erwartungsgemäß) die Merkmale der Stifte auf. Sie beschrieben deren Zustand und Eigenschaften: Bleistifte *sind* aus Holz, *haben* eine Mine aus Grafit, *müssen* angespitzt *werden*; Kugelschreiber *sind* aus Metall oder Plastik, *haben* eine Mechanik, die Mine *muss* ausgetauscht *werden* ... Diese Beschreibungen entsprechen exakt den Kriterien für die prädikative Art: es waren Beziehungen in Form von Prädikaten - „ist-ein-" und „hat-ein-"Relationen - zwischen den Objekten und ihren Eigenschaften hergestellt worden.

Die betroffenen Eltern nannten zwar ebenfalls zwei bis drei Merkmale, aber eher flüchtig. Ein Satz lautete beispielsweise: „Der Bleistift ist aus Holz, der Kugelschreiber nicht." Woraus der Kugelschreiber besteht, erfuhr man nicht. Aber *alle* Betroffenen nannten einen *Zweck,* den ein solcher Vergleich haben könnte: Mit Bleistift darf man keine amtlichen Schriftstücke unterzeichnen; mit Bleistift kann man verschiedene Schattierungen aufs Papier bringen; beim Kugelschreiber darf man sich nicht verschreiben, weil man nicht radieren kann ... Eine als von ADHS betroffen diagnostizierte Mutter wirkte völlig hilflos. Sie brachte auch nur zwei Sätze zu Papier, die in keinem Zusammenhang mit der Anforderung standen. Sie sagte später, sie habe sich die ganze Zeit gefragt, worauf ich mit diesem Vergleich hinauswolle.

Die Notwendigkeit einer Kenntnis des Zwecks oder Zieles konnten wir auch bei Kindern im Kindergartenalter feststellen: Im ersten Teil unserer Untersuchung sollten sie mit dem Material des Baukastensystems „baufix" ein Modell bauen. Ihnen wurde nicht gesagt oder gezeigt, was sie bauen sollten, sie erhielten nur die verbale Anleitung für die einzelnen Schritte. Während nicht betroffene Kinder mit dieser Vorgehensweise keinerlei Schwierigkeiten hatten, reagierten die betroffenen Kinder mit den „typischen" Symptomen: Sie waren unruhig, erschienen unaufmerksam und so, als würden sie nicht richtig zuhören, wirkten impulsiv und fahrig. Sie fragten bei einzelnen Anweisungen wiederholt nach, suchten permanenten Augenkontakt - und sie versuchten, das Ergebnis zu erraten: „Wird das ein Auto?" „Ich glaub' ich weiß, was es wird: ein Hubschrauber." „Ein Motorrad wird das ... oder ein Auto." Eins dieser Kinder fragte ebenfalls, nachdem es die ersten Teile zusammengebaut hatte: „Was soll das sein?" Diejenigen ADHS-Kinder, die ein Ergebnis gesetzt hatten, wurden danach schlagartig ruhiger und zeigten keines der genannten Symptome mehr. Für sie war das fertiggestellte Modell meist das, was sie als Ergebnis schon vorab genannt hatten. Ein Vierjähriger war dann auch nur noch mit Mühe zu bewegen, das Modell fertigzustellen, nachdem er die Räder montiert hatte: zu Beginn hatte er gesagt, es würde ein Auto, und nachdem sein Modell fahren konnte und seinen Zweck erfüllte, war er eben „fertig." Die endgültige Fertigstellung ergab keinen Sinn mehr. Für ihn war der Grund weggefallen, der ihn hätte veranlassen können, weiter am Modell zu bauen. Von den nicht betroffenen Kindern dagegen fragte kein einziges nach dem Ergebnis oder setzte eines, keines war unruhig, keines suchte Augenkontakt oder fragte aus Unsicherheit nach.

Im zweiten Teil der Untersuchung sollten die Kinder ein Modell nach Plan bauen, sie wussten also zu Beginn schon, was entstehen sollte. Obwohl dieses Modell deutlich anspruchsvoller war, kamen die betroffenen Kinder besser mit ihm zurecht als die Kinder der Kontrollgruppe, vor allem, wenn es um räumliche Vorstellungen ging: Für dieses Modell, einen Hubschrauber, mussten zuerst verschiedene Teilstücke gefertigt werden, die anschließend zusammengesetzt wurden.

Auch am folgenden Fall lässt sich diese Eigenschaft feststellen: Ein Grundschullehrer beschrieb mir ein typisches Problem, das er mit einem diagnostizierten Kind hatte: Seine Schüler hatten von ihm ein Aufgabenblatt im DIN A 4-Format erhalten. Auf dem Blatt war die in einen Rahmen gesetzte Figur eines Nikolaus' abgebildet. Sie befand sich auf der rechten Seite innerhalb des Rahmens, dessen Linien einen Abstand von etwa 2 cm von den Seitenrändern des Blattes hatten. Der Lehrer sagte, er habe die Kinder angewiesen, das Blatt den Rahmenlinien entlang auszuschneiden. Dennoch habe dieses Kind den Nikolaus direkt ausgeschnitten. Auf meine Frage, ob er den Kindern gesagt habe, warum sie das Blatt an den Rahmenlinien ausschneiden sollten, antwortete er: Nein, wozu das denn nötig sein sollte, er habe doch gesagt, *was* sie tun sollten und sogar gezeigt, *wie* sie es tun sollten, indem er mit dem Finger an den Linien entlang gefahren war. Nach dem Zweck seiner Anweisung gefragt, antwortete er, dass links neben dem Nikolaus später noch ein Text in das freie Feld eingetragen werden sollte. - *Diese* Information hätte das Kind gebraucht, um zu wissen, was es tun sollte. Denn auch für ein

Kind im Grundschulalter ist es evident, dass man neben die Nikolausfigur keinen Text mehr eintragen kann, wenn man sie erst einmal ausgeschnitten hat. Die *Demonstration*, was wie getan werden sollte, war dagegen unnötig, denn die richtige Vorgehensweise erschließt sich mit der Kenntnis des Zwecks. Es ist, wie Hallowells Patient sagte, nicht der Weg, der interessiert, sondern es ist das Ziel bzw. der Zweck. Den Weg findet man auch ohne Anleitung, wenn man den Zweck einer Anweisung oder Aufgabe kennt. Deshalb probieren die Kinder so viel und so gern aus, um auf diese Weise mögliche Wege zum Ziel zu eruieren. Für prädikativ denkende Kinder ist dagegen die Kenntnis des Lösungsweges wichtig, *er* muss erklärt und geübt werden. Und wenn man sie gelernt hat, kann man anhand der gegebenen Daten den richtigen Weg für eine Lösung ermitteln. Die besondere Kreativität der Betroffenen besteht also darin, Lösungswege zu (er-)finden, wie sich an der Vorgehensweise der Kinder beim Bau einer Schaltung mit den Dynamischen Labyrinthen zeigte. Und eine heuristische Lösungssuche ist allemal kreativer als eine systematische Vorgehensweise.

Diese wenigen Beispiele mögen eine Erklärung liefern für die Unruhe und Unsicherheit der betroffenen Kinder und Erwachsenen, wenn ihnen die Kenntnis eines Zwecks fehlt. Es sollte einleuchten, dass die Notwendigkeit, ihn zu kennen, zu Maßnahmen führt, mit denen man sich diese Kenntnis zu verschaffen sucht. Zu ihnen gehört, dass man versuchen kann, einen Zweck über den Kontext zu eruieren, man kann ihn aufgrund einer Vermutung setzen oder aber man wird nach ihm fragen. Als Ziel oder Zweck gesetzt wird bei fehlender Information derjenige, welcher innerhalb des aktuellen Kontextes am wahrscheinlichsten zuzutreffen scheint und / oder den eigenen Erfahrungen am ehesten entspricht.

Für diesen Teil des Verhaltens haben wir mit dem eingangs genannten Kriterium eine Erklärung erhalten. Aber lässt sich mit ihm auch das übrige Verhalten erklären? Ja, es lässt sich erklären! Das vom Zweck ausgehende Denken erfordert ja eine Art der Aufmerksamkeit, die sich auf Prozesse, Abläufe und Wirkungsweisen richtet. Dies gelingt aber nur, wenn es Prozesse und Abläufe gibt, die sich und damit auch ihre Wirkungen beobachten lassen. Für ein Kind, das für seine funktionale Art zu denken Erfahrungen sammeln muss, ist es deshalb notwendig, solche Prozesse nicht nur zu beobachten, sondern sie durch sein Handeln auch in Gang zu setzen. Dabei kommt es nicht so sehr darauf an, ob jede einzelne Handlung als Ablauf nun auch tatsächlich eine brauchbare Wirkung erzielt, sondern darauf, dass die Menge beobachtbarer und erfahrbarer Prozesse groß genug ist, um im Erwachsenenalter als Basis zur Bildung von Absichten zu dienen, und als Grundlage für die Fähigkeit, Entscheidungen treffen, planen und handeln zu können. Lucas Vertreibung der Gartendinosaurier war sicherlich keine sinnvolle Handlung. Gelernt hat Luca dennoch etwas daraus: Seine Großeltern und Eltern waren nicht erfreut über sein Verhalten, und es gab auch keine leckeren Möhren mehr, die er hätte ernten dürfen.

Die Art des funktionalen Lernens kann auch mit den im zweiten Kapitel beschriebenen Verhaltensweisen erklärt werden: Dem Gedanken, mürbe Äpfel auf einer Zitruspresse auszuquetschen, lagen die Beobachtung des Auspressens von Apfelsinen und Zitronen zugrunde und die beobachtete Wirkung, die sich ergab: Man erhält Apfelsinen- bzw. Zitronensaft. Äpfel auszupressen müsste daher Apfelsaft ergeben. Normalerweise hätte das Kind sein Experiment abbrechen müssen, nachdem es feststellen konnte, dass im Unterschied zu Apfelsinen und Zitronen die Schale eines Apfels zerplatzt, und der Apfel durch den Druck und die Drehgeschwindigkeit in kleine Teile zerrissen wird. Der Zweck der Aktion war aber, zu ergründen, *wieviel* Apfelsaft man erhält, wenn man Äpfel ausquetscht. Das ließ sich nur feststellen, indem man eine größere Menge Äpfel verwendete, ungeachtet der Kollateralschäden. Das Ergebnis war letztlich enttäuschend, denn die Ausbeute an Apfelsaft war nicht der Rede wert. Gelernt aber hat das Kind aus diesem Vorgang eine Menge verschiedenartiger Wirkungsweisen: Unterschiedliche Oberflächen verhalten sich unter Druck und Drehbewegung, also unter gleichen Bedingungen, höchst unterschiedlich. Je nach Beschaffenheit des Inhaltes einer Frucht lassen sich größere oder kleinere Mengen an Flüssigkeit extrahieren. Der Zuckergehalt im Saft von Äpfeln hat Klebeeigenschaften, die dafür sorgen, dass, wenn die Flüssigkeit getrocknet ist, die Apfelstückchen an Oberflächen außerordentlich gut haften und schlecht zu entfernen sind. Und last not least: Mit solchen Aktionen kann man sich nicht nur viel Arbeit, sondern auch eine Menge Ärger einhandeln. Was ein funktional denkendes Kind nicht davon abhalten kann und wird, an anderen Objekten auszuprobieren, was geschieht, wenn ...

Unschwer zu erkennen ist auch, dass es bei Aktionen wie abgewickelten Toilettenpapierrollen, die in der Toilette heruntergespült werden, um die Beobachtung von Prozessen und die Erfahrung von Wirkungen geht, und nicht etwa um die Betrachtung von Zuständen und die Beachtung von Einzelheiten. Gleiches gilt für das Unternehmen, Inhalte von Waschmittelpackungen bei laufendem Wasserhahn in die zugestöpselte Badewanne zu schütten. Denn aus der Beobachtung von Abläufen lernt man etwas über Wirkungsweisen, aus der Beachtung von Details nicht. Deshalb richtet sich die Aufmerksamkeit auch nicht auf Details und Zustände, wie das bisher in Unkenntnis der Ursache als einzig „richtige" Art der Aufmerksamkeit gefordert wird. Selbst das Auseinandernehmen und Zerstören von Gegenständen macht Sinn: Das Kind verhält sich explorativ, es will ergründen, wie die Dinge funktionieren. Die Tatsache, *dass* ein Spielzeugauto mit Motor fährt, ist weit weniger interessant als die Frage, *weshalb* es fährt: Was an diesem Motor sorgt dafür, dass das Auto fährt?

Der Physiker Richard Feynman schrieb in seiner Biografie „Sie belieben wohl zu scherzen, Mr. Feynman", er habe sich im Alter von elf oder zwölf Jahren den Ruf erworben, Radios reparieren zu können. Eines Tages erhielt er den Auftrag, ein Radio zu reparieren, das beim Einschalten einen Höllenlärm machte, aber nach ein paar Minuten ganz normal spielte. Er verblüffte seinen Auftraggeber damit, dass er nicht sofort mit Reparaturarbeiten begann, sondern erst einmal nachdachte, sich die *Abläufe* vorstellte und dann die Idee hatte, die Röhren[18] könnten in der falschen Reihenfolge warm werden. Er vertauschte die Röhren und hatte damit das Problem gelöst. Sein Auftraggeber erklärte anderen Leuten hinterher, Feynman repariere Radios durch Denken.

Auch das gedankliche Springen von einem Gegenstand zum nächsten lässt sich nun erklären: Für Außenstehende vermit-

---

[18] Radios waren damals Röhrenempfänger, in denen Elektronikröhren aktive Bauelemente waren

telt dieses Verhalten den Eindruck, ein Gedanke werde nicht zu Ende gedacht. Da das ‚Ende' jedoch bereits im Gedanken enthalten ist, der Gedanke selbst aber während des Aussprechens weitere Assoziationen hervorruft, wird zu diesen neu entstandenen Gedanken gewechselt, um sie in die Geschichte mit einzubinden, mitunter auch deshalb, weil sich ein neuer Zweck erkennen lässt: Kleists „Allmähliche Verfertigung des Denkens beim Reden" in der ADHS-Variante.

Ähnlich die Schilderung von Ereignissen: die berichteten Fragmente sollen integriert und zu einem Gesamtbild zusammengefasst werden. Das Ereignis wird also nicht nur als Sachverhalt geschildert, sondern es werden auch Teile seiner Entstehungsgeschichte und das Zusammentreffen der verschiedenen Faktoren berichtet, die letztlich dazu führten, dass das Ereignis eintreten konnte. Die nur scheinbar unzusammenhängende Schilderung soll den Prozess erläutern, damit sich erschließt, wie es zu dieser Wirkung, zu diesem Ergebnis kam. So verhaspeln sich vor allem Kinder oft, weil sie eigentlich alles gleichzeitig erzählen müssten, aber, weil sich Sprache in der Zeit vollzieht, sie eben doch die einzelnen Sachverhalte nur nacheinander berichten können. Es verblüfft betroffene Kinder und Erwachsene daher auch immer wieder, dass andere Menschen diese für sie so offensichtlichen Zusammenhänge nicht herstellen können, obwohl man ihnen gerade die Teile geliefert hat, weshalb in ihren Augen die Sachlage doch absolut nachvollziehbar sein sollte.

Der Wechsel von einer Tätigkeit zur nächsten, ohne sich länger mit einer Sache zu beschäftigen und ohne eine davon zu einem Ende zu bringen, entspricht dem Coping genannten Verhalten, der Suche nach Befriedigung eines inneren Bedürfnisses.

Im Falle von ADHS ist es das Bedürfnis, notwendig Prozesse beobachten zu müssen. Kann dieses Bedürfnis in der gegenwärtigen Situation nicht angemessen befriedigt werden, entsteht Frustration, die sich Luft macht, indem der Gegenstand häufig gewechselt oder eben einfach nur „irgendwas" gemacht, angefasst, in Bewegung gesetzt wird. Wenn sich also nichts Beobachtbares findet, muss man es initiieren. *Das* ist der Zweck des umtriebigen, „hyperaktiven" Verhaltens: Es geht einzig und allein darum, über die Beobachtung von Abläufen Erfahrungen sammeln zu können. Dabei muss, was man tut, nicht einmal Sinn machen oder auf ein bestimmtes Ziel hinauslaufen - das Tun ist das Ziel. Häufig handelt es sich also einfach nur um Redundanz: Hauptsache, es tut sich etwas, es bewegt sich etwas: Der zweieinhalbjährige Niko hopst auf der Couch herum, springt im Wohnzimmer hin und her, verteilt Buntstifte auf dem Boden, statt mit ihnen zu malen, zerreißt das Malpapier und wirft hüpfend die Fetzen in die Luft. Sein Vater sagt genervt, er solle sich endlich ruhig hinsetzen und malen. Niko befolgt die Aufforderung knappe drei Minuten, dann springt er wieder auf und schiebt den Stubenwagen, in dem seine wenige Monate alte Schwester liegt, durch das Wohnzimmer. Der Vater fragt: „Was machst du denn jetzt schon wieder?" Niko bleibt stehen, sucht sichtlich nach einer Erklärung und sagt dann: „Ich bringe meine Schwester in Sicherheit."

 Warum Angefangenes nicht zu Ende gebracht wird, wenn der Zweck für die Fertigstellung nicht zu erkennen oder bereits klar ist, habe ich schon erwähnt: Es erklärt sich mit einem vom Zweck ausgehenden Denken ebenso wie die Tatsache, dass Dinge genau dann zu einem Ende gebracht werden, wenn mit der Fertigstellung ein über sie *hinausgehender* Zweck verbunden ist. Ist mit der Fertigstellung auch der Zweck erreicht, und war das schon zu erkennen, noch bevor die Aufgabe zu Ende geführt wurde, kann die Arbeit abgebrochen werden, zumal, wenn das Ergebnis keinen weiteren Zweck erfüllt oder weil dieser uninteressant ist. Die Arbeit fortzuführen wäre Zeitverschwendung.

Eben dieses Verhalten aber ist nicht betroffenen (prädikativ denkenden) Menschen nicht oder nur schwer zu vermitteln. Sie benötigen die Beendigung der Tätigkeit für die Erfahrung, ob man sein Ziel auf diese Weise erreichen kann oder nicht. Wenn deshalb zwischen prädikativ denkenden und funktional denkenden Personen eine ausführliche Diskussion folgt, in der von den prädikativ Denkenden die Details und die Gründe für ein Scheitern erörtert werden, womöglich gefolgt vom Vorschlag, es noch einmal mit geringfügigen Abänderungen zu versuchen, sind Diskussion und die Entscheidung für ein nochmaliges Vorgehen für die funktional denkenden Betroffenen nicht mehr nachvollziehbar: sie ‚wissen' einfach, dass man so nicht zum Ziel kommen wird. Umgekehrt ist für prädikativ denkende Menschen nicht ersichtlich, woher die Anderen ihr Wissen zu haben meinen, denn wissen könne man es doch erst, wenn man es ausprobiert und erfahren habe. So entsteht für sie der Eindruck, die betroffenen Personen seien ungeduldig und weniger sorgfältig.

Will sich ein Zweck partout nicht erschließen lassen, kann ebenfalls nichts zu Ende gebracht werden - und mitunter kann mit der Arbeit noch nicht einmal begonnen werden, wie das Beispiel von Mark zeigt. Wird dies jedoch nachdrücklich gefordert, ohne dass die notwendige Erklärung des Zwecks gegeben wird, reicht die Verhaltensspanne der betroffenen Kinder von Resignation über Denkblockaden, Wutausbrüche, chaotischem, orientierungs- und sinnlosem Agieren bis hin zur totalen Verweigerung.

Die Notwendigkeit der Kenntnis eines Zwecks bedeutet für die Eltern eines solchen Kindes eine besondere Herausforderung: Wenn sie möchten, dass ihre Verbote, Forderungen oder Anweisungen verstanden werden, müssen sie ihr eigenes Verhalten reflektieren: Warum will ich das? Ohne eine plausible Begründung, ohne erkennbaren Zweck, wird das Kind dem Verbot nicht gehorchen, es wird der Forderung nicht Folge leisten können. Nicht aus Trotz, nicht, weil es nicht will, sondern weil sein Gehirn die Information nicht angemessen verarbeiten kann. Die Androhung von Konsequenzen ersetzt nicht die Begründung. Ihre Umsetzung hat in diesen Fällen nur zur Folge, dass das Kind sich ungerecht behandelt fühlt.

Erklären lässt sich nun auch das Unverständnis, mit dem betroffene Kinder und Erwachsene auf vermeintlich einfache Anforderungen und Anweisungen reagieren: Eine Grundschullehrerin wies ihre Schüler der zweiten Klasse an, sie sollten vor Beginn einer Lernzielkontrolle im Fach Mathematik einen Bleistift, Radiergummi, Spitzer und einen grünen Stift auf ihren Tisch legen. Alle Kinder bis auf die zwei bis vier, die sich als von ADHS betroffen herausstellten, folgten der Anweisung. Nur die betroffenen Kinder „vergaßen" den grünen Stift. Bei dieser Lernzielkontrolle gab es verschiedene Aufgabenpäckchen mit je vier bis sechs Aufgaben. Der untere Teil des Aufgabenblattes enthielt ein Feld mit aus vier bis sechs Kästchen bestehenden Blöcken, die der Anzahl der Aufgabenblöcke entsprachen. Am Ende der für die Lösung der Aufgaben vorgesehenen Zeit wurden die Kinder angewiesen, nun den grünen Stift zu nehmen und pro Block so viele Kästchen grün anzumalen, wie sie an Aufgaben gelöst hatten. Da begann bei den betroffenen Kindern die geräuschvolle und störende Suche nach einem grünen Stift in ihrem Schulranzen und Federmäppchen, weil sie nun erst den Zweck für die Aufforderung verstanden hatten. Seit die Lehrerin dazu übergegangen war, mit der Anweisung zu Beginn auch gleich die Begründung für den grünen Stift mitzuliefern, haben *alle* Kinder den grünen Stift auf dem Tisch. Für die nicht betroffenen Kinder muss die zweite Anweisung, was mit ihm gemacht werden soll, zwar noch einmal wiederholt werden, weil diese Information zu Beginn bei den nicht betroffenen Kindern vorbeiläuft. Doch mit dieser Vorgehensweise war nun allen Kindern geholfen.

Halten wir also fest: Kinder und Erwachsene, die dank ihrer funktionalen kognitiven Struktur vom Zweck ausgehend denken, brauchen *notwendig* die Möglichkeit, Prozesse und Abläufe beobachten oder ihnen in Gedanken nachgehen zu können. Sie brauchen sie, um (Aus-)Wirkungen zu erfahren und diese als Struktur im Gedächtnis zu speichern. In einem Unterricht, in dem nichts oder nur wenig „passiert", in dem der Lehrer, die Lehrerin einen zu lernenden Stoff oder einen Lösungsweg erklärt, in dem auf Details und Beziehungsgefüge eingegangen wird, ein Unterricht, in dem man Kompetenzen erwerben muss, ohne dass eine Zielvorstellung gegeben ist, ein solcher Unterricht ist arm an beobachtbaren Abläufen und Auswirkungen. In ihm lassen sich weder Zwecke erkennen noch Wirkungsweisen erfahren. Ein ADHS- Kind wird daher entweder selbst dafür sorgen, dass etwas passiert, und sei es auch nur, indem es vor sich hinsummt oder -brabbelt, mit Stiften, Radiergummi, Lineal hantiert oder die Schultasche durchwühlt. Oder es verabschiedet sich ‚geistig', um gedanklich diverse Prozesse durchzuspielen. Es tut dies nicht aufgrund einer Störung oder Krankheit, sondern weil es für das Gehirn keine Pause-Taste gibt, die gedrückt werden kann, bis sich im Unterricht wieder etwas Beobachtbares ergibt. Albert Einstein schrieb einmal in einem Brief:

> Das Denken um seiner selbst willen ist wie Musik! Wenn ich kein Problem zum Nachdenken habe, dann leite ich mit Vorliebe mathematische und physikalische Sätze wieder ab, die mir längst bekannt sind. Hier ist also gar kein Ziel da, sondern nur eine Gelegenheit, sich der angenehmen Tätigkeit des Denkens hinzugeben.[19]

In diesem Fall ist also die angenehme Tätigkeit des Denkens der Zweck der Übung.

Ich schließe dieses Kapitel mit einem weiteren Zitat. Es ist die Aussage einer Persönlichkeit, deren Verhalten als prototypisch für ADHS gilt. Sie stammt von *Wolfgang Amadeus Mozart*. Ich habe die Passagen kursiv gesetzt, in denen Mozart die Welt beschreibt, in der sich sein Denken bewegt: prozess- und wirkungenorientiert und als eines, das vom Zweck des angestrebten Ziels ausgeht:

> Wenn ich recht für mich bin und guter Dinge, etwa auf Reisen im Wagen, oder nach guter Mahlzeit beym Spatzieren, und in der Nacht, wenn ich nicht schlafen kann, da kommen mir die Gedanken *stromweis* und am besten. Woher und wie, das

---

[19] In : Ernst Peter Fischer(2000): Aristoteles, Einstein & Co. München: Piper, S.340

weiß ich nicht, kann auch nichts dazu. Die mir nun gefallen, die behalte ich im Kopf und *summe sie wol auch vor mich hin,* wie mir Andere wenigstens gesagt haben. Halt' ich das nun fest, so kömmt mir bald Eins nach dem Andern bey, wozu so ein *Brocken zu brauchen wäre, um eine Pastete daraus zu machen, nach Contrapunkt, nach Klang der verschiedenen Instrumente etc. etc. etc.* Das erhitzt mir nun die Seele, wenn ich nämlich nicht gestört werde; da wird es immer größer; und *ich breite es immer weiter und heller aus; und das Ding wird im Kopf wahrlich fast fertig, wenn es auch lang ist, so daß ich's hernach mit Einem Blick, gleichsam wie ein schönes Bild oder einen hübschen Menschen, im Geist übersehe,* und es auch gar nicht nacheinander wie es hernach kommen muß, *in der Einbildung höre, sondern wie gleich alles zusammen.* Das ist nun ein Schmauß! Alles das Finden und Machen geht in mir nur wie in einem schönstarken Traume vor: aber das *ueberhören, so alles zusammen,* ist doch das Beste.

3.3 Komplementarität: Der Vorteil des ADHS-Denkens

Nun fehlt noch die Antwort auf die Frage nach dem (evolutionären) Vorteil, den die Herausbildung zweier Arten des Denkens haben sollte. Denn mit dem Hinweis auf Ockhams Rasiermesser könnte man argumentieren, dass unsere individuellen Denkweisen, unsere unterschiedlichen Denkstrategien und die kulturelle Vielfalt hinreichend sind, um uns zu befähigen, die Probleme zu lösen, mit denen wir konfrontiert sind. Es muss daher schon gewichtige Gründe geben, damit sich zwei Arten behaupten konnten. Der Vorteil einer komplementären Art des

Denkens und Verhaltens kann jedenfalls nicht darin bestehen, den Pool zu bilden, aus dem ab und an ein besonders kreativer oder genialer Geist hervorgeht.

Die Begründung finden wir in einem Trend, der in den 70er Jahren des letzten Jahrhunderts die Gemüter bewegte. Damals wurde in aller Deutlichkeit bewusst, dass Umweltkatastrophen nicht nur naturgegeben sind, sondern auch durch menschliches Handeln ausgelöst werden können. Zum Nachdenken über die weitreichenden Folgen menschlichen Handelns hatten Bücher wie Rachel Carsons „Silent Spring" und Herbert Gruhls „Ein Planet wird geplündert" beigetragen. Die unerwarteten, scheinbar nicht vorhersehbaren Folgen für Menschen und Umwelt, die aus Handlungen resultierten, bei deren Planung man die Konsequenzen nicht bedacht hatte, waren der Anlass, unser Denken zu hinterfragen. Es kursierten Schlagworte wie „Vernetztes Denken" (Frederic Vester) oder „Neues Denken" (Fritjof Capra). Man sprach von unseren „Steinzeitgehirnen" (Gerhard Vollmer, Rupert Riedl), die an die komplexen Bedingungen der Welt von heute nicht mehr hinreichend angepasst seien. Und wie nicht anders zu erwarten, entwickelte sich in der Folge ein Boom für Kreativitätstechniken, mittels derer unserem Denken auf die Sprünge geholfen werden soll(te).

Die Kreativität, die man den von ADHS Betroffenen nachsagt, ist möglicherweise nur ein Nebenprodukt, welches sich aus dem eigentlichen Vorteil ihrer Art des Denkens und Verhaltens ergibt: der besonderen Eignung für einen Umgang mit komplexen Problemen. Ein Denken in Prozessen und Wirkungsweisen sollte besser mit der Behandlung komplexer Probleme zurechtkommen, als ein Denken in Begriffen und Beziehungen.

Dies wäre, wenn sich zeigen lässt, dass es zutrifft, der tatsächliche Vorteil des als aufmerksamkeitsgestört beurteilten Verhaltens. Bevor wir dieser Behauptung nachgehen, schauen wir uns an, was in der Psychologie unter dem Begriff „komplexes Problemlösen" verstanden wird.

Mit dem Denken hatte man sich in der Psychologie schon befasst, bevor das Thema Umweltschutz aktuell wurde. In diesem Zusammenhang war auch untersucht worden, wie Menschen denken, wenn sie Probleme lösen. Im Laufe der Zeit hatte sich jedoch unter den Psychologen Unzufriedenheit breitgemacht angesichts der Modelle und Theorien, die zum Problemlösen entwickelt worden waren. Diese hatten sich letztlich als zu einfach und zu realitätsfern erwiesen[20]. So lag es nahe, sich dem komplexen Problemlösen zuzuwenden, d.h., dem Lösen von Problemen, die sich mit der Komplexität von Situationen ergeben.

Es war vor allem Dietrich Dörner, Professor für Psychologie, zunächst an der Universität Gießen und später in Bamberg, der dazu eine Reihe von Untersuchungen durchführte. Ende der 80er Jahre, als ich noch die Ansicht des Mainstreams zum ADHS-Verhalten vertrat, las ich sein Buch „Die Logik des Misslingens. Strategisches Denken in komplexen Situationen." Darin beschreibt Dörner das Verhalten der Teilnehmer an seinen Projekten und schildert die Denkfehler, die ihnen bei der Bearbeitung der Aufgaben unterlaufen waren. Nach Dörner liegen diese Fehler

---

[20] Spering, M.(2006): Denken I. Problemlösen
http://www.allpsych.uni-giessen.de/karl/teach/kog-denken1.pdf
Download: 10.10.2014

unserem menschlichen Denken zugrunde, sie sind also nicht auf individuelle Schwächen zurückzuführen.

Während ich seine Beschreibung der Denkfehler las, fiel mir auf, dass sie exakt dem Denken und Verhalten entsprechen, das als normal bezeichnet wird und das uns, den von ADHS-Betroffenen, gerade nicht möglich ist. Und nun sollte dieses allein seligmachende Denken ein Fehler sein, wenn es um die Lösung komplexer Probleme geht? Demnach wäre dann unser angeblich aufmerksamkeitsgestörtes Denken für den Umgang mit ihnen prädestiniert?! Um das zu beantworten, muss man wissen, was unter dem Begriff zu verstehen ist.

Dörner definierte ein komplexes Problem anhand von Merkmalen, mit denen sich ein Problemlöser konfrontiert sieht. Diese sind:

1. Komplexität - es gibt sehr vielen Variablen, d.h., es müssen viele Aspekte gleichzeitig berücksichtigt werden.

2. Intransparenz - Informationen, die man braucht, stehen nicht oder nur teilweise zur Verfügung, sie können auch aus Zeitmangel oder anderen Gründen nicht beschafft werden und manche, die man zu haben meint, sind möglicherweise falsch.

3. Vernetztheit - es gibt Abhängigkeiten, die wegen ihrer Folgen berücksichtigt werden müssen und nicht unabhängig voneinander beeinflussbar sind: die Veränderung eines Sachverhalts zieht Veränderungen ganz anderer Sachverhalte nach sich, und zeitigt mittel- bis langfristig Folgen in Bereichen, in denen man sie nicht erwartet hat.

4. Polytelie - es gibt verschiedene Ziele, die man erreichen möchte, die sich häufig gegenseitig ausschließen.

5. *Eigendynamik* - Situationen (Systeme) verändern sich ohne unser Zutun, es ergeben sich Aus- und Nebenwirkungen, an die man zum Zeitpunkt der Planung oder beim Beginn des Handelns nicht gedacht hat (Dörner, 1983/1994, S.19ff).

Um zu untersuchen, wie sich Menschen in solchen Situationen verhalten, wie sie denken, schlussfolgern und entscheiden, wenn sie mit Problemen umgehen, die die genannten Merkmale aufweisen, schlug Dörner vor, mit computersimulierten Szenarien zu arbeiten. Eines dieser Szenarien hieß „Tanaland", ein anderes „Lohhausen". Im Tanaland-Projekt durften die Teilnehmer sich als Entwicklungshelfer betätigen, im Lohhausen-Projekt als Bürgermeister die Geschicke der „Einwohner" von Lohhausen lenken. In beiden Projekten besaßen sie dazu umfangreiche, geradezu diktatorische Vollmachten.

Tanaland war wie folgt konzipiert: „Tanaland ist ein Gebiet in Ostafrika. Mitten durch Tanaland fließt der Owanga-Fluß, der sich zum Mukwa-See verbreitert. Am Mukwa-See liegt Lamu, umgeben von Obstplantagen und Gärten und von einer Waldregion. In und um Lamu wohnen die Tupi, ein Stamm, der von Ackerbau und Gartenwirtschaft lebt. Im Norden und Süden gibt es Steppengebiete. Im Norden, in der Gegend um den kleinen Ort Kiwa, leben die Moros. Die Moros sind Hirtennomaden, die von Rinder- und Schafzucht und von der Jagd leben."(Dörner 1989, S. 22).

Tanaland existierte wie Lohhausen nur als Programm im Computer. Mit ihm wurden die Natur, die Populationen von Menschen und Tieren und ihre Zusammenhänge simuliert. Die Teilnehmer an dem Projekt hatten die Aufgabe, für das Wohlergehen der Menschen und ihrer Umwelt zu sorgen. Sie konnten zu diesem Zweck Brunnen bohren, Bewässerungsanlagen und Dämme bauen lassen, für die Düngung der Felder sorgen, sie konnten Krankenhäuser und Schulen bauen, eben alles, wovon sie meinten, dass es der Verbesserung der Lebensbedingungen dient.

Der Versuch war so aufgebaut, dass die Teilnehmer bei jeder Sitzung Eingriffe in das System vornehmen konnten. Die einzelnen Sitzungen fanden im Verlauf eines Jahres in regelmäßigen Abständen statt, das Projekt wurde aber nicht wirklich abgeschlossen. Die Auswirkungen der Eingriffe pro Sitzung wurden vom Computer für einen Zeitraum von mehreren Monaten hochgerechnet, und den Teilnehmern wurde bei der nächsten Sitzung mitgeteilt, was sich in diesem Zeitabschnitt verändert hatte und welche Folgen ihre Entscheidungen gehabt hatten.

Zu Beginn erwiesen sich die Eingriffe der Probanden in das System als erfolgreich: Die Bevölkerungszahl stieg durch das bessere Nahrungsangebot und die medizinische Versorgung an: die Geburtenrate nahm zu, die Todesrate sank. Die meisten Teilnehmer meinten deshalb, sie hätten das Problem gelöst. Dazu schrieb Dörner: „Das Gefühl, durch ihre Maßnahmen nur eine Zeitbombe geschärft zu haben, kam ihnen nicht."(S.24) Etwa ab dem 88. Monat kam es dann zu Hungerkatastrophen, die sich nicht mehr auffangen ließen: Der exponentiell gestiegenen Bevölkerungszahl stand eine Menge an Nahrungsangeboten gegenüber, deren Kurve im Verlauf der Zeit linear verlief und dann asymptotisch einschwenkte, eine im Grunde vorhersehbare Situation. Nur war sie von den Teilnehmern als Folge ihrer Eingriffe überhaupt nicht berücksichtigt worden. Von den zwölf Probanden an diesem Versuch gab es nur einen, der es schließlich - nicht ohne Schwierigkeiten - schaffte, Bevölkerungszahl und Nahrungsangebot auf hohem Niveau zu stabilisieren.

Das anspruchsvollere Projekt „Lohhausen" gilt bis heute als einer der Klassiker des komplexen Problemlösens. Der Gedanke dahinter war auch bei dieser Untersuchung, die über einen Zeitraum von fünf Jahren lief: „Wir wollten einfach wissen, was Leute machen, wenn sie in eine Situation gestellt werden, die unbestimmt ist, dynamisch und von der man zunächst einmal wenig weiß.", schreibt Dörner (1983/1994) im Vorwort zu „Lohhausen. Vom Umgang mit Unbestimmtheit und Komplexität." An diesem Projekt nahmen 49 Versuchspersonen teil, und auch hier zeigte sich, wie zuvor schon bei Tanaland, dass die Teilnehmer erhebliche Probleme hatten, mit den Anforderungen zurecht zu kommen.

Die Denkfehler, die den Probanden unterliefen, hängen, wie Dörner schließlich generalisierend schreibt[21], mit der Langsamkeit *unseres* menschlichen Denkens zusammen. Diese Langsamkeit nötige zu „Abkürzungen", um mit der kostbaren Ressource Denken möglichst ökonomisch umzugehen. Das wiederum führe zu Fehlern, die ihre Ursache in eben diesem menschlichen Denken haben, also in der Kombination von Gedächtnisleistung und interner Symbolverarbeitung.

Einer dieser Fehler ist die Herangehensweise, mit der Aufgaben *eins nach dem anderen* gelöst werden, weil unser Den-

---

[21] Ich hatte Herrn Dörner gefragt, warum er verallgemeinernd von „unserem" Denken gesprochen habe, er habe doch auch Teilnehmer gehabt, die zur Gruppe der funktional denkenden Menschen gehören, und die besser mit den Bedingungen zurecht gekommen waren. Er sagte, es seien so wenige gewesen, dass sie aus der Statistik herausgefallen seien.

ken „nur wenige Informationen pro Zeiteinheit verarbeiten kann." (Dörner,1998, S.289). Notwendig im Umgang mit komplexen Problemen ist deshalb, sich das konkrete Ziel, den Zweck, den man verfolgt, bewusst zu machen, um dann für eine Rangierung der nächsten Schritte zu sorgen, mit denen das Problem gelöst werden kann. Diese Forderung kommt dem vom Ziel ausgehenden Denken der von ADHS-Betroffenen entgegen. Erinnern wir uns an das Verhalten der Kinder, die im Umgang mit den Dynamischen Labyrinthen zielorientiert vorgingen, und beim Bau der ersten Schaltung das Prinzip einer geeigneten Vorgehensweise erkundeten, deren Modifikation dann der gesamte Aufbau einer Sortiermaschine folgte. Auch bei Neuhaus (2004) finden wir dafür ein Beispiel. Sie berichtet von einem Jungen, der zum träumerischen Typus gehört und dessen Hobby im Alter von sieben Jahren Strategiespiele am Computer waren: „Später entwickelt er mit seinem recht ähnlich gelagerten Freund Stadt- und Dorfverwaltungen."(S. 196).

Der Fehler eines Vorgehens „eins nach dem anderen" betrifft nicht erst das Handeln, sondern schon das *Planen* des Handelns. In den Bamberger Untersuchungen fingen die Personen, die sich als weniger gute oder schlechte Problemlöser erwiesen, sogleich an, ihr Handeln zu planen und Informationen zu sammeln. Sie bemühten sich weder um Zielkonkretisierung noch um die Rangierung der Teilziele. Spätfolgen und Auswirkungen, die beim Umsetzen des Plans mit ausgelöst werden und erst im Lauf der Zeit zum Tragen kommen, wurden in die Planung nicht mit einbezogen. Dieses Vorgehen resultiert aus einem weiteren Denkfehler, der linearen Extrapolation. Dörner bezeichnet sie als eine Übertragung von „Strukturbilder(n) der Gegenwart auf die Zukunft" (S.291). Man plant die Schritte, mit denen man das Ziel erreichen will, ohne zu bedenken, wie und durch welche Faktoren sich die Situation bis zum Zielzeitpunkt verändert haben könnte. Diese Verhaltensweisen finden sich im Alltag wieder: Urteile sind schnell gefällt nach der Devise: „(Da /dagegen) muss man doch etwas tun!" Dieser Adhocismus, wie Dörner ihn nennt, unterscheidet sich von der Impulsivität als ADHS-Kriterium darin, dass letztere aufgrund einer spontanen Eingebung erfolgt. Den Adhocismus kennzeichnet dagegen das sofortige Planen des Handelns. Einwände, dass erst einmal geklärt werden müsse, was genau man denn erreichen will, werden als unwesentlich abgetan. Das Ziel ist die Änderung einer Situation oder eines Sachverhalts, der als unerträglich, unhaltbar, unzumutbar beurteilt wird. Jede Änderung ist bereits ein Vorteil, und nur darauf kommt es an.

Das sofortige Planen des Handelns ist eine Vorgehensweise, die dem Denken der von ADHS Betroffenen gerade nicht entgegenkommt. Sie benötigen zuerst den Überblick über die Gesamtsituation, der auch enthalten muss, was am Ende herauskommen soll. Erwähnen Betroffene oder funktional-logisch denkende Personen während der Planung eines Vorhabens die Möglichkeit künftiger Folgen oder fragen, ob sie bedacht wurden, erhalten sie meist zur Antwort: „Darum kümmern wir uns, wenn es soweit ist." Wen interessiert da, wie die Änderung dieses Zustandes konkret aussehen soll, mit welchen Folgen man rechnen muss oder welche Schwierigkeiten auftreten können - um die man sich erst kümmern will, wenn diese Situation eintritt? Dass sich bis zu diesem Zeitpunkt die Situation aufgrund der Eigendynamik in einer Weise verändert hat, die die Handlungsmöglichkeiten drastisch einschränkt, gilt bei der Planung als sekundär.

Doch dadurch, dass die Dinge sich im Laufe der Zeit verselbstständigen, ist man, wie der Philosoph Hans Jonas (1979) es nannte, nur beim ersten Schritt frei, bei jedem weiteren jedoch der Sklave des ersten.

Als ein wesentlicher Denkfehler entpuppte sich eine Vorgehensweise, bei der sich die Konzentration bzw. die Aufmerksamkeit auf einen einzelnen Sachverhalt richtet, der als zentral angesehen wird. Dörner nannte dies *die Reduktion auf eine zentrale Variable*. Bei diesem Denkfehler beachtet man nicht das Geflecht von Abhängigkeiten, sondern konzentriert sich auf den als wesentlich angesehenen Sachverhalt. Dazu gehört, dass dessen Details beachtet werden und ebenso die Art, in der diese zueinander in Beziehung stehen. So waren auch diejenigen Schüler im Projekt am Institut für Kognitive Mathematik vorgegangen, die sich zunächst eine begriffliche Vorstellung der Aufgabe verschafft hatten, um dann mit der Lösung der Aufgabe zu beginnen.

Das Fehlen der Reduktion der Aufmerksamkeit auf eine zentrale Variable ist das zentrale ‚Defizit' der von ADHS Betroffenen, die in jede Diskussion eine Vielzahl von „nebensächlichen" Argumenten, „unbrauchbaren" Vorschlägen oder „unwichtigen" Einwänden einbringen, statt sich auf das ‚Wesentliche', den Kern der Sache und ihre Details zu konzentrieren. In den Diagnosekriterien des DSM wird an erster Stelle deshalb auch dieses Symptom genannt: „Der Betroffene kann oftmals seine Aufmerksamkeit nicht auf Details richten". Um dies zu tun, *muss* man den Problembereich begrenzen, auf den sich die Aufmerksamkeit richten soll: Er ist die zentrale Variable.

In unseren Verhaltensbeobachtungen konnten wir im Test mit dem Kanizsa-Dreieck diese Zentralreduktion feststellen: Keiner der nicht betroffenen Erwachsenen war auch nur ansatzweise auf die Idee gekommen, beim Blick auf die Abbildung unmittelbar und spontan auf eine mit der Aktion vergleichbare Situation zu reflektieren, um daraus einen Zweck abzuleiten. Sie alle hatten ihre Aufmerksamkeit ausschließlich auf die Abbildung und die Frage konzentriert. Auf meine anschließende Frage, ob sie sich überlegt hätten, welchen Zweck ich mit dieser Aktion verfolgen könnte, antwortete nur einer: Den hätte ich doch genannt, ich hätte wissen wollen, was er auf den ersten und zweiten Blick sehen würde. Meine Nachfrage, was ich seiner Ansicht nach mit diesem Wissen nun anfangen wolle, konnte er nicht mehr beantworten. Dieser Gedanke war ihm gar nicht gekommen. - In der Science-fiction-Komödie „Men in black I" wird Anwärtern für einen Job gesagt, die Prüfung, der sie sich unterziehen sollten, habe den Zweck, unter ihnen den Besten der Besten zu ermitteln. Dass es sich dabei um die Auswahl für einen Job in einer Geheimorganisation handelt, erfahren sie nicht. Als vor Beginn der Prüfung einer der Aspiranten fragt, weshalb sie eigentlich hier seien, gibt der Prüfer, Agent Z, die Frage an die anderen weiter. Daraufhin steht einer der Prüflinge auf und stramm, um zu antworten: „Wir sind hier, weil Sie den Besten der Besten suchen". - Was im Film aufgrund der überzogenen Darstellung komisch wirkt, wird im Alltag als ganz normales Verhalten zur Kenntnis genommen und von niemandem hinterfragt - außer von vermeintlich aufmerksamkeitsgestörten Menschen. Man gibt sich also im Normalfall mit einem vermeintlichen Zweck zufrieden, der eigentlich nichts über den tatsächlichen Sachverhalt aussagt. Beim Test mit dem Kanizsa-Dreieck war es jedoch diese Art von Zweck, der *alle* von ADHS Betroffenen interessierte: Worauf wollte ich mit dieser Aktion hinaus? Auch beim Vergleich von Kugelschreiber und Bleistift reduzierten die nicht betroffenen Teilnehmer ihre Aufmerksamkeit auf eine als zentral angesehene Variable: Nur die Beschaffenheit der Stifte wurde als wesentlich angesehen. Die Aufmerksamkeit auch auf andere, mit dieser zentralen Variable verbundene Sachverhalte auszudehnen, sie mit einzubeziehen, diese Art der Aufmerksamkeit fanden wir ausschließlich im Verhalten der von ADHS Betroffenen. Eine Kollegin, der ich davon erzählte, kommentierte dieses Verhalten mit den Worten: „Sie haben wieder einmal nicht getan, was sie sollten." Auch für sie war es selbstverständlich, dass ein Vergleich der Stifte nur eine Gegenstandsbeschreibung sein konnte. Einen Zweck, der dieser Aufforderung einen erkennbaren Sinn geben würde, braucht man nicht, es taucht nicht einmal der Gedanke auf, dass er gebraucht werden könnte. Man könnte nun argumentieren, dass jedes Mal nach dem Zweck zu fragen oder einen unterstellen zu müssen, unökonomisch und nicht sehr effizient sei. Da nun aber Menschen mit ADHS genau dies trotzdem tun, nämlich einen Zweck grundsätzlich mitzudenken, da ihr Denken ansonsten nicht funktioniert, sehen die Abkürzungen, die sie deshalb nehmen, etwas anders aus: Ihre ökonomischen Maßnahmen sind die Mängel bei der Beachtung statischer Details und das vorzeitige Abbrechen von Handlungen, deren Zweck entweder nicht ermittelt werden kann oder als nicht relevant erscheint.

Mit der Beschreibung des Verhaltens einer Versuchsperson in einer anderen Untersuchung zum komplexen Problemlösen zeigte Dörner einen weiteren Denkfehler auf. In dieser ebenfalls computersimulierten Studie sollten Schmetterlinge, die zur Bestäubung einer bestimmten Pflanzenart notwendig, aber als

Schädlinge einer anderen Pflanzenart gefürchtet waren, durch das Aussetzen von Nützlingen in Zaum gehalten werden: Das Verhalten eines Probanden war laut Dörner „dadurch gekennzeichnet, daß die Versuchsperson auf den jeweilig aktuellen Zustand (...) reagiert. Die Ablaufcharakteristika (Wachstum oder Verfall der Populationen, Beschleunigung, Abbremsung) werden nicht beachtet; die Versuchsperson gewinnt während des gesamten Versuches keinen Überblick über das, was eigentlich abläuft; sie bleibt dem Moment verhaftet." (S.227) Dieser Teilnehmer blieb wohl weniger dem Moment, als vielmehr seinem zustandsorientierten Denken verhaftet, da er auf den jeweils aktuellen *Zustand* reagierte.

Ganz anders das Verhalten einer Versuchsperson, die sich in dieser selben Untersuchung als guter Problemlöser erwies. „Die Versuchsperson 13mbw handelt sehr ruhig, wartet lange ab, beobachtet.(...). Die Versuchsperson bemüht sich von Anfang an um ein Verständnis der Abläufe." (S. 226). Dass diese Versuchsperson sich auf *Abläufe* konzentriert, die sie verstehen möchte, und nicht auf die Zustände, die nach jedem Eingriff konstatiert werden, spricht für die funktionale Art ihres Denkens. Schon diese beiden Beispiele machen deutlich, dass sich ein an Zuständen orientiertes Denken deutlich weniger gut zur Lösung komplexer Probleme eignet. Dagegen erweist sich das wirkungenorientierte Denken, welches für Menschen mit ADHS typisch ist, für solche Aufgaben als wesentlich nützlicher.

Die beiden Beispielen zeigen aber auch, dass es sich tatsächlich um zwei verschiedene, stabile komplementäre Arten des Denkens und Verhaltens handelt. Das bedeutet nicht, dass wir dadurch in unserem *Handeln* festgelegt sind. Kognitive Struktur und Denkstrategie müssen, wie bereits am Institut für Kognitive Mathematik festgestellt wurde, nicht übereinstimmen. Man *kann* also auch mit einer funktionalen Art des Denkens gut in alltäglichen Situationen zurechtkommen, ebenso wie man auch mit der prädikativen Art des Denkens komplexe Probleme bis zu einem gewissen Grad in den Griff bekommen *kann*. Der Unterschied besteht in der Art und Weise, in der Sachverhalte *wahrgenommen* werden. Wahrnehmung aber lässt sich nicht erlernen. Denk*strategien* dagegen müssen erworben werden. Diese ersetzen jedoch nicht den unmittelbaren, wahrnehmungsabhängigen Zugriff, der zur Ausgangsbedingung des Planens und Handelns wird.

Die besondere Fähigkeit, mögliche Auswirkungen und Folgen bereits im Ansatz zu erkennen, bereitet Menschen mit ADHS häufig Probleme; ich hatte sie bereits im ersten Kapitel erwähnt: Ihre Einwände werden oft nicht verstanden, ihre Prognosen als irrelevant abgetan. Sie gelten als Besserwisser oder werden als geltungsbedürftig eingeschätzt. Tritt dann doch ein, was von ihnen zuvor schon erkannt wurde, erinnern sich die Anderen nicht mehr daran, oder der Betreffende wird gemieden, gefürchtet, mitunter auch gemobbt. Von dieser Begabung schreibt Neuhaus (1996):

„Die Intuition, die ältere Kinder und vor allen Dingen Erwachsene an den Tag legen können, ist manchmal sehr beeindruckend, erschreckt gelegentlich auch. Irgendwie scheinen sie ‚ein besonderes Näschen' dafür zu haben, was jetzt passieren wird und dies wird von der Umgebung nicht immer als angenehm erlebt (woher hast du denn das schon wieder gewusst?"(S.42)).

Einer der ADHS-Teilnehmer am Kanizsa-Test beschrieb diese vermeintliche „Intuition" jedoch anders: Zur Begründung seiner Antwort gab er an, er wisse aus der Erfahrung, wenn die Fakten auf dem Tisch lägen, dass man nur darauf schauen müsse, um zu erkennen, was Sache sei: Dennoch sähen die Leute sie nicht und man müsse ihnen alles erklären. Da die Fakten allen Beteiligten zugänglich und bekannt waren, konnte er sich nicht erklären, wieso den Anderen nicht auffiel, was er erkennen konnte, und umgekehrt konnten die Anderen sich nicht erklären, woher er seine Kenntnisse bezog. Weder er noch die Anderen wussten, dass der Unterschied in der Art liegt, in der man die Fakten *wahrnimmt,* und dass die kognitive Struktur und mit ihr die Art der Aufmerksamkeit darüber entscheiden, worauf geachtet wird. Mit einem Denken in Beziehungen und Begriffen und einer Aufmerksamkeit, die sich auf Zustände und Details richtet, lassen sich, wie aus den Untersuchungen Dörners hervorgeht, (Aus-) Wirkungen und Abläufe nicht unmittelbar erkennen. Auch der Versuch, prädikativ denkenden Menschen anhand einer vergleichbaren, analogen Situation die möglichen Konsequenzen aufzuzeigen, scheitert zumeist daran, dass sich die aktuelle und die zum Vergleich herangezogene Situation, mit der man anhand eines Vergleichs der Wirkungsweisen die Konsequenzen aufzeigen möchte, in den Details unterscheiden. Da die Details für die funktional denkenden ADHS-Personen nicht relevant sind, für ihre prädikativ denkenden Mitmenschen aber schon, werden von diesen solche zum Vergleich herangezogenen Beispiele mit der Bemerkung quittiert wird, dass aufgrund der unterschiedlichen Einzelheiten ein Vergleich nicht möglich sei. Während sie also die Details miteinander vergleichen, die sich von Fall zu Fall unterscheiden, achten die von ADHS Betroffenen auf isomorphe Strukturen von Wirkungsweisen. Der betroffene Teilnehmer fuhr damals fort: „Und dann halten sie sich an einer einzelnen Sache fest" (das heißt, sie reduzieren auf eine als zentral angesehene Variable), „die sie in allen Einzelheiten erörtern. Auf dieser Minimalbasis fällen sie ihre Entscheidungen. Aber wenn nach einigen Monaten oder Jahren der Karren gegen die Wand fährt, fragen sie:,Wie war denn das möglich?'"

Nun kann man natürlich fragen, ob die jeweils andere Art nicht doch erlernbar ist. Dies kann verneint werden. Man muss sich dazu nur die Schwierigkeiten vor Augen halten, die es bereitet, betroffene Kinder und Erwachsene zu trainieren, auf die ‚richtige' Weise aufmerksam zu sein, um zu verstehen, dass ein Denken, welches die spontane Integration eines Zwecks in die Wahrnehmung einer gegebenen Situation erfordert, nicht erlernt werden kann. Auch Dörner (1998) meinte:

> Die Wahrscheinlichkeit, daß es einen geheimen Kunstgriff gibt, der das menschliche Denken mit einem Schlag fähiger macht, der es mehr in die Lage versetzt, die komplizierten Probleme, die sich darbieten, zu lösen, ist praktisch wohl Null! Wir müssen mit dem Gehirn umgehen, welches wir bekommen haben. (...) Die Evolution oder wer sonst immer hat uns mit einem Gehirn versehen, welches so funktioniert und nicht wesentlich anders. (S.278)

Dennoch ging er davon aus, dass man lernen könne, die genannten Denkfehler zu vermeiden. In diesem Punkt aber irrt Dörner. Man kann, wie schon erwähnt, zweifellos von der jeweils anderen Art die ein oder andere Denkstrategie erlernen. Dies zeigte sich auch in den Untersuchungen am Institut für kognitive Mathematik: Die Schüler waren durchaus in der Lage, eine sequenzielle Vorgehensweise zu wählen, wenn die Aufgabe dies erforderte, ohne dass sie deshalb über eine interne funktionale kognitive Struktur verfügen mussten. Doch die Art, wahrzunehmen und die Aufmerksamkeit auf Wirkungsweisen statt auf Beziehungen zu richten, die lässt sich nicht lernen. Dies macht auch Sinn, denn sonst wären die beiden Arten einander nicht komplementär und eine einzige würde genügen. So aber hat jede Art ihre Stärken dort, wo die andere ihre Schwächen hat.

Auch wenn die in diesen beiden letzten Kapiteln aufgestellten Hypothesen noch experimentell untersucht werden müssen, ist die Wahrscheinlichkeit, dass sie zutreffen, evident. Von der Annahme, man habe es beim Verhaltensphänomen ADHS mit einer Störung oder Krankheit zu tun, kann nur ausgehen, wer sich noch nie ernsthaft mit der Frage befasst hat, wie diese Menschen eigentlich denken. Nur dann kann man die Anpassung ihrer Aufmerksamkeit und ihres Verhaltens an die sogenannte Norm fordern. Mit einer Anpassung berauben wir uns jedoch der für unsere Gesellschaft notwendigen Fähigkeit zum Umgang mit einer Umwelt, die an Komplexität zunimmt. Für ein betroffenes Kind hat sie zudem die Auswirkung, dass es seine Fähigkeiten nicht entwickeln und zur Entfaltung bringen kann, während es die andere Art nie wirklich zu beherrschen lernt. Denn die kognitive Struktur und die Art, in der ein Gehirn arbeitet, lassen sich nicht ändern - sie sind genetisch bedingt[22]. Zumindest diese Erkenntnis

---

[22] Jean Piaget, der den Begriff der kognitiven Struktur prägte, ging allerdings davon aus, dass diese Struktur ebenfalls erworben werden müs-

hat die ADHS-Forschung erbracht. Es ist daher verhängnisvoll, weiterhin den bisherigen Weg der Behandlung einer angeblichen Krankheit oder Störung zu verfolgen. Stattdessen muss mit dem gleichen Recht, wie dies für das vermeintlich ‚normale' prädikative Denken gefordert wird, auch für das funktionale Denken verlangt werden, seine Entwicklung und Förderung zu betreiben. Solche Kinder medizinisch und /oder therapeutisch zu behandeln, damit sie die vermeintlich ‚richtige' Art der Aufmerksamkeit generieren, ist keine Hilfe, auch wenn mit dieser Aussage den Therapeuten und Medizinern, die diese Hilfen praktizieren, ihr aufrichtiges Engagement nicht abgesprochen werden soll.

Ich schließe auch dieses Kapitel mit einem Zitat. Es stammt von einem als von ADHS betroffen diagnostizierten Mann. Die Passagen, die den Unterschied zwischen dem vermeintlich normalen und dem ADHS-Denken betreffen, wurden von mir wieder kursiv gesetzt:

> Eine beliebte Methode, die Situation eines Unternehmens darstellen zu wollen ist, alles „In-Prozent-vom-Umsatz" zu rechnen. Diese Methode ist ebenso weit verbreitet, wie falsch. Man könnte genauso gut versuchen, die Unternehmenssituation "In-Prozent-vom-Pegelstand-der-Donau" oder der "Schneehöhe-auf-der-Zugspitze" darzustellen. Ich weiß nicht, wer diese Unsitte erfunden hat, doch sehe ich dieses *Kennzahlendenken* im Zusammenhang mit sogenannten "Unternehmensberatern", die hiermit den wenig glücklichen Versuch unternehmen, *komplexe Sachverhalte auf eine einzige Zahl zu reduzieren.* Die Methode, alles im Prozent vom Umsatz

---

se. In der Psychologie entspricht der Begriff inzwischen dem des Schemas, der aber auch noch nicht klar definiert ist.

darstellen zu wollen, beschränkt sich nicht nur auf die meist missglückenden Versuche einer Analyse, sondern wird manchmal auch bei der Erstellung von Unternehmensplanungen (Budgetplanung) herangezogen. In diesem Fall wird es richtig gefährlich, denn diese Methode ist bestenfalls geeignet, einen groben Plausibilitätscheck durchzuführen, aber keinesfalls dazu, eine Ursachenanalyse, geschweige denn eine Unternehmensplanung zu erstellen. Warum?

Zum einen handelt es sich bei solchen Kennzahlen um *statische Methoden*. Sie schildern den momentanen Zustand, in dem sich das Unternehmen befindet, lassen jedoch die Ursachen für die jetzige Situation und *die Perspektiven* außer Betracht. Somit bieten sie nicht die Möglichkeit, wirkungsvolle Gegenmaßnahmen zu ergreifen, die die Ursache der jetzigen Situation beseitigen. Daher werden in den meisten Fällen nur die Auswirkungen bekämpft und das meistens mit den falschen Maßnahmen. Auch die monatliche Aneinanderreihung von *statischen Zahlen* ergibt immer noch keine *dynamische Betrachtung, die dazu geeignet ist, einen Blick in die Zukunft zu werfen.*

4. Die aktuelle Krise in der Wissenschaft

4.1. Landschaft mit Hindernissen

Die Anzeichen sind nicht mehr zu übersehen: Die Psychologie, und mit ihr möglicherweise die empirischen Wissenschaften ganz allgemein, befindet sich in einer Krise, wie sie einem Paradigmenwechsel im Kuhn'schen Sinne vorausgeht.

In seinem Essay zur Struktur wissenschaftlicher Revolutionen nannte der Wissenschaftshistoriker Thomas S. Kuhn (1976) die Anzeichen einer Krise Anomalien. Treten sie auf und wird man sich ihrer bewusst, bedeutet dies, dass „die Natur in irgendeiner Weise die von einem Paradigma erzeugten, die normale Wissenschaft beherrschenden Erwartungen nicht mehr erfüllt hat." (S.66). Anomalien sind folglich Unregelmäßigkeiten, die sich mit den Mitteln und Methoden des herrschenden Paradigmas nicht mehr auflösen lassen. Doch worin besteht das Problem im Fall der ADHS? Was macht sie zu einer Anomalie? Ich habe sie in der Einleitung bereits erwähnt: Ein Erfolg bei der Suche nach der Ursache ist mit dem Einsatz der derzeit vom Paradigma bestimmten Mittel nicht mehr zu erwarten. Sie wurde auch erst offenbar, als man die unterschiedlichen Verhaltensweisen von Kindern nicht unter dem Störungsblickwinkel betrachtete, sondern sich mit dem Denken der Kinder beschäftigte. Da von den wissenschaftlichen Disziplinen, die zu Verhaltensphänomenen forschen, dieser Perspektivenwechsel nicht vorgenommen werden kann, musste alternativ die Annahme von einer einzelnen Ursache zugunsten eines Postulats mehrerer beteiligter Faktoren aufgegeben werden. Damit verabschiedete man sich zwar von der Erwartung, je zu einer Lösung des Problems und einer sinnvollen Erklärung des Verhaltens zu gelangen, aber man rettete das herrschende Paradigma.

Fassen wir also zusammen: Es existiert eine sehr gut untersuchte und tragfähige Theorie, die besagt, dass es zwei kognitive Strukturen gibt, in denen sich menschliches Denken ausprägt. Das heißt, Menschen gehören entweder zu einer Mehrheit, deren Denken und Verhalten von der prädikativen kognitiven Struktur geprägt ist, oder sie gehören zur Minderheit, deren funktionale kognitive Struktur ihr Denken und Verhalten prägt.

Die Erstveröffentlichung von Schwanks Theorie erfolgte 1986. Seitdem sind zu ihr mehrere Dissertationen geschrieben worden, nicht nur in Deutschland, sondern auch in China. Doch obwohl es sich um eine bedeutsame Entdeckung handelt - sie betrifft schließlich Jede(n) von uns, da wir alle entweder zur einen oder zur anderen Gruppe gehören, ein sowohl-als auch gibt es nicht -, ist sie bisher kaum bekannt. Sie konnte sich nicht einmal im eigenen Fachbereich entscheidend durchsetzen, da man davon ausgeht, dass mit den Begriffen Denkstile oder Denkstrategien bezeichnet werden.

Untersucht wurde auch der Zusammenhang von funktional-logischem Denken und der Aufmerksamkeitsdefizit-Hyperaktivitätsstörung[23]. Unser Projekt hatte den Namen FU-

---

[23] Schwank, I. (2007) Einladung zum Vortrag „Mathematik begreifen in funktionalen Spielwelten. Können ADS-Kinder durch besondere Formen einer Handlungsorientierung geeigneter unterrichtet werden?"

ADS-IV. An ihm nahmen insgesamt 62 ADHS-diagnostizierte Kinder im Alter von acht bis zehn Jahren teil. Eine Kontrollgruppe war nicht vorgesehen, da wir nur untersuchen wollten, ob von ADHS betroffene Kinder zur funktional-logisch denkenden Gruppe gehören. Die beiden ersten Studien fanden an mehreren Schulen im Landkreis Traunstein statt, die dritte, an der siebzehn Kinder teilnahmen, in den Räumen des Kinderschutzbundes des Ortsverbandes Traunstein. Als Diagnoseinstrumente wurden in den ersten beiden Studien mehrere Musterergänzungsaufgaben verwendet, wie die in Abbildung 3 dargestellte QuaDiPF- Aufgabe[24]. Außerdem kam das Baukastensystem „Dynamische Labyrinthe" zum Einsatz.

Die QuaDiPF -Aufgaben erwiesen sich als ungeeignet, da mit ihnen nur untersucht werden kann, worauf geachtet wird: sollten die Kinder versuchen, die Symbole statisch zu greifen und mengenmäßig zusammenzufassen, dann ließe dies auf die prädikative Art des Denkens schließen. Würden sie dagegen versuchen, sie dynamisch zu greifen und über die Wahrnehmung eines Ablaufs zum Ergebnis gelangen, dann spräche das für die funktionale Art ihres Denkens. In diesen ersten beiden Untersuchungen gab es zwar Schüler, die als funktional-logisch denkend identifiziert werden konnten, da sie Verben der Bewegung verwendeten und zeitliche Abläufe beschrieben, um zu begründen, wie sie zu ihrer Lösung gekommen waren. Es gab aber ebenfalls Schüler, die die Aufgaben trotzdem prädikativ lösten. Und wieder andere

---

http://www.ikm.uni-osnabrueck.de/mitglieder/schwank/vortraege/ Mathematik BegreifenInFunktionalenSpielwelten_S.pdf. Download: 27. 12. 2014

[24] QuaDiPF : **Q**ualitatives **D**iagnoseinstrument **P**rädikativ -**F**unktional

verlegten sich aufs Raten, weshalb ihre Antworten unbrauchbar waren. Solche Antworten lauteten beispielsweise: „Ich nehme die Blume in der Mitte, denn die ist am schönsten", oder „Das hat was mit dem Herzen zu tun, man soll Andere nicht ausschließen". In diesen Antworten wird deutlich, dass die Kindern die Kenntnis des Zwecks des Projekts benötigt hatten, um die Aufgaben lösen zu können. Und obwohl ihnen mit der Präsentation der Aufgaben gezeigt wurde, wie sie zur Lösung kommen konnten, war dies für sie keine Hilfe. Denn es war der Weg, der ihnen nahegebracht wurde: die Versuchsleiterin fuhr mit dem Finger erst die Zeilen und anschließend die Spalten nacheinander ab. Dabei erklärte sie, dass wenn man so, wie sie es zeigte, die Symbole nacheinander anschaue, man die fehlende Figur finden könne. Die Erklärung der Vorgehensweise oder des Lösungsweges wird aber für die prädikativ-logische Art des Denkens benötigt, um zu einer Lösung zu kommen. Für die funktional-logisch denkenden ADHS-Kinder war die Demonstration unbrauchbar, denn einen Lösungsweg hätten sie selber gefunden, sofern sie nur den Zweck gekannt hätten. Aber eben den konnten wir ihnen nicht nennen. Wir hätten sie damit bei der Lösungssuche beeinflusst. An dieser Komplikation des Versuchsaufbaus ist schon zu erkennen, weshalb die Existenz zweier Arten so lange unentdeckt geblieben ist: Die Versuchsanordnung entsprach zwar exakt den Bedingungen des experimentellen wissenschaftlichen Paradigmas - aber eben deshalb war sie auch an der prädikativen Art des Denkens und Verhaltens ausgerichtet. Eine Ausrichtung an der funktionalen Art gibt es innerhalb des Paradigmas offenbar nicht. Doch mit dieser an der prädikativen Art orientierten Vorgehensweise lässt sich das funktionale Verhalten nicht erfassen.

Mit den Dynamischen Labyrinthen waren wir erfolgreicher. Für unsere dritte Studie ließen wir die verbliebenen siebzehn ADHS-Kinder deshalb ausschließlich mit ihnen arbeiten. Zuvor hatten wir zwei Spielnachmittage für die Kinder organisiert, an denen u. a. auch das Brettspiel „Das verrückte Labyrinth" zum Einsatz kam, mit dem wir eine Art Bahnung des Denkens vornahmen. Die anschließende Untersuchung bestätigte unsere Annahme, dass ADHS-Kinder funktional-logisch denken. Sie wurde durch das Ergebnis dieser Studie gestützt. Mehr als dieses Ergebnis ist im Fachgebiet der Mathematikdidaktik jedoch nicht zu erreichen. Eine weitergehende und tiefere Erforschung des Verhaltensphänomens und seiner Ursache fällt in das Fachgebiet der Psychologie.

Die bei diesem Projekt gewonnenen Erfahrungen führten zu zwei bedeutsamen Erkenntnissen: Um zu diesem Resultat und zu einer Bestätigung unserer Annahme zu kommen, hatten wir auf einen, allerdings erlaubten, Trick zurückgegriffen, eine Art Priming: mit dem Spiel „Das verrückte Labyrinth" mussten alle Kinder einmal gespielt haben. Die dabei gewonnene Erfahrung, dass man etwas bewegen und Auswirkungen beobachten muss, wurde von ihnen bei der Arbeit mit den „Dynamischen Labyrinthen" genutzt. Die zweite Erkenntnis ist, dass sich mit keinem einzigen Experiment der Welt je zeigen lassen wird, *was* zwei verschiedene Arten als zwei psychische Geschlechter konstituiert. Möglich ist aber, zu zeigen, *dass* es sie gibt. Für viele Eltern, betroffene Erwachsenen, für Erzieher und Lehrer, die Schwanks Theorie kennen, ist es deshalb unverständlich, wenn man ihnen sagt, die Zeit sei für die Lösung des ADHS-Problems noch nicht reif: Wie kann sie nicht reif sein, wenn man mit dieser Theorie die Ursache der angeblichen Störung bzw. Krankheit doch sozusagen schon in den Händen hält? Schließlich geht es um Menschen, wozu dann ‚bürokratische' Bedenken?

Menschliche Not allein ist jedoch kein Argument, mit dem sich fordern lässt, dass die Zeit schon deshalb reif sein müsse, weil zur Behebung der Not eine Lösung in Sicht ist. Der bestimmende Faktor ist allein, ob die Lösung als Erkenntnis ins derzeitige wissenschaftliche Weltbild passt oder nicht. Passt sie nicht hinein, ist sie beispielsweise „ihrer Zeit voraus", dann ist die Zeit für sie eben noch nicht reif. Fehlt ihr zudem ein notwendiges Element, das für eine grundlegende Erklärung wesentlich ist, ist die Zeit für sie ebenfalls noch nicht reif: Wie erwähnt führte im 19. Jahrhundert der ungarische Arzt Ignaz Semmelweis das Auftreten des Kinderbettfiebers und die damit verbundene Sterblichkeit junger Mütter auf mangelnde Hygiene zurück. Er wies deshalb die Ärzte in seiner Station an, sich nach der Obduktion einer Leiche die Hände zu waschen, bevor sie Geburtshilfe leisteten. Obwohl die Sterblichkeit auf seiner Station daraufhin unter ein Prozent sank, während auf anderen Geburtsstationen bis zu zwei Drittel der ansonsten gesunden Mütter kurze Zeit nach der Geburt starben, wurde Semmelweis' Vorschlag abgelehnt und verlacht. Erst nachdem Robert Koch nachweisen konnte, dass Bazillen auch Krankheitserreger sind, konnte sich Semmelweis' Auffassung durchsetzen. Für eine Änderung der wissenschaftlichen Einstellung war nicht die Not entscheidend und auch nicht die durch das Überleben von Müttern belegte Tatsache, dass auf Semmelweis' Station praktisch keine Frau mehr am Kindbettfieber starb. Dies war nicht Anlass genug, um daraus die Schlussfolgerung zu ziehen, dass Hygiene Menschenleben retten kann, und zwar unabhängig davon, ob es bereits einen empirisch gesicherten Nachweis gibt oder auch nicht. Obwohl es Menschenleben kostete, bewirkte erst die zusätzliche Erkenntnis ein Umdenken und eine Änderung des wissenschaftlichen Weltbildes. Vorher war die Zeit für Semmelweis' Idee noch nicht reif gewesen.

Ein wissenschaftliches Weltbild korreliert mit der Art und Weise, in der geforscht und gearbeitet wird. Es entsteht aus den Fragestellungen und den Interpretationen der empirisch und theoretisch gewonnenen Forschungsergebnisse und es beeinflusst seinerseits die Fragestellungen und Interpretationen. Diese werden bestimmt durch die Forschungsrichtung und den Blickwinkel, unter dem die Wirklichkeit betrachtet wird. Wissenschaftliche Weltbilder prägen damit auch unser Wissen über und unsere Vorstellungen von der Wirklichkeit und sie gestalten sie entscheidend mit.

Für die notwendigen Untersuchungen des ADHS-Verhaltens ist, wie erwähnt, die Psychologie zuständig, nicht die Medizin und auch nicht die Didaktik der Mathematik. In den Naturwissenschaften, zu denen die Psychologie zählt, bestimmt das experimentelle Paradigma die Forschungsrichtung und den Zugang zu wissenschaftlicher Erkenntnis. Doch so seltsam es klingen mag, eben dieses Paradigma ist das entscheidende Hindernis, das einer Lösung und Erklärung der vermeintlichen Aufmerksamkeitsdefizit-Hyperaktivitätsstörung im Weg steht. Solange ein wesentliches Element zur Lösung fehlt, kann man noch nicht von einer Krise sprechen. Nichts aber kennzeichnet eine Krise besser, als wenn für ein wissenschaftliches Problem eine Lösung existiert, die sich jedoch nicht durchzusetzen vermag, weil das herrschende Paradigma sie verhindert. Für das ADHS-Problem bedeutet das, dass es innerhalb des aktuell herrschenden Paradigmas nicht mehr zu lösen ist, obwohl eine Lösung existiert. Diese Anomalie ist nicht die einzige, doch angesichts einer vorhandenen Lösung des Problems ist sie das Paradebeispiel für die aktuelle Krise in der Wissenschaft.

4.2. Das experimentelle Paradigma

Beginnen wir mit der Klärung des Begriffs: Ein wissenschaftliches Paradigma beschreibt Asendorpf (2009) als ein „Bündel aus theoretischen Leitsätzen, Fragestellungen und Methoden, das längere historische Perioden in der Entwicklung einer Wissenschaft überdauert." (S.13) Ein wissenschaftlicher Leitsatz ist eine Behauptung oder Hypothese, die man für möglich hält und deren Annahme sich aufgrund bereits bekannter Fakten begründen lässt. Mit der Aufstellung der Hypothese muss zugleich ihre Begründung erfolgen, die eine Untersuchung als lohnenswert erscheinen lässt. Dass eine Begründung auch für die Gewährung von Forschungsgeldern erforderlich ist, bedarf eigentlich keiner Erwähnung. Von Bedeutung für die Untersuchung einer Hypothese ist die Fragestellung, die eindeutig sein muss, damit man eine Antwort erhält, die wissenschaftlichen Ansprüchen bzw. Kriterien genügt. Die Fragestellung muss dem Blickwinkel der jeweiligen Disziplin entsprechen, unter dem diese ihren Forschungsgegenstand betrachtet. Derselbe Gegenstand oder dasselbe Thema können also in verschiedenen Fachgebieten erforscht werden, aber jeweils nur unter dem fachgebietseigenen spezifischen Blickwinkel. Das heißt auch, dass die Fragestellungen auf Theorien und Untersuchungen dieses Fachbereichs Bezug nehmen müssen, so dass die Antworten, die man erhält, als Theorien zu einem Bestandteil dieser Wissenschaft werden können.

In den empirischen Wissenschaften wird eine Hypothese experimentell auf ihr Zutreffen hin untersucht, um entweder bestätigt oder verworfen zu werden. Die dazu verwendeten Methoden beruhen auf den Prinzipien der Vereinfachung, der Abstraktion und der Verallgemeinerung. Es gibt verschiedene Methoden, die, je nachdem, was ermittelt werden soll, zur Anwendung kommen. Dabei kann es sich um Fragebögen handeln, um Testverfahren, mit denen Zeiten gemessen werden oder um Verhaltensanalysen. Das grundlegende Verfahren einer Untersuchung aber ist in allen Fällen das Experiment. Es ist das Paradigma der Naturwissenschaften. Es beginnt mit der Hypothese, der Annahme, die untersucht werden soll und der Fragestellung, aus der hervorgeht, was genau man aufgrund welcher zu klärenden Gesichtspunkte untersuchen möchte. Dazu müssen die Bedingungen und die Verfahrensweise festgelegt und die Mittel und Methoden genannt werden, mit denen die Hypothese untersucht wird. In seinem Tanaland-Projekt hatte Dörner die Bedingungen seiner Hypothese dargelegt - ich hatte ihn im fünften Kapitel dazu zitiert. Zu nennen sind außerdem die Anzahl, Altersgruppe und Art der Teilnehmer am Experiment, sowie die verwendeten technischen Geräte. Den Abschluss der Untersuchung bilden die Feststellung und statistische Auswertung der Ergebnisse und schließlich deren Interpretation, mit der man erklärt, was man meint, herausgefunden zu haben. Die daran anschließende notwendige wissenschaftliche Kritik der Fachkollegen wird nicht an der Hypothese einer Untersuchung und auch nicht an deren Ergebnis festgemacht, sondern sie entzündet sich an der Interpretation. Wird die Hypothese mehrfach untersucht und geprüft, und bestätigt sie sich, wird aus Ergebnis und Interpretation die Theorie. Die auf dem experimentellen Paradigma beruhenden Theorien beeinflussen letztlich auch unser Bild von den Dingen und Abläufen in dieser Welt und unser Verständnis von der Wirklichkeit.

Um den Fachkollegen die eigenen Arbeiten bekannt zu machen, müssen sie in einer Fachzeitschrift publiziert werden. Auch das gehört zu den Bedingungen des experimentellen Paradigmas. Für die Abfassung einer solchen Publikation gibt es Regeln und Vorschriften. Sie sind die Voraussetzungen, die erfüllt sein müssen, damit die eigene Arbeit zur Veröffentlichung angenommen wird, wobei sich diese Vorschriften von Journal zu Journal in den Details unterscheiden können. Jedes Fachgebiet hat seine eigenen Journale, von denen jedes einem bestimmten Themenbereich des Fachgebietes gewidmet ist. Eine Publikation muss deshalb dem Profil der Zeitschrift entsprechen. Da die Zahl der infrage kommenden Journale je nach Fachbereich beachtlich hoch ist und die Menge der eingereichten Arbeiten wegen des Zwangs zu publizieren von Jahr zu Jahr zunimmt, wird die Anzahl an Artikeln wie an Fachjournalen zunehmend unüberschaubarer. Dem einzelnen Wissenschaftler gelingt es mitunter kaum noch, die Veröffentlichungen im eigenen Fachbereich zu verfolgen, geschweige, dass er sich über die Arbeiten der Kollegen angrenzender Fachbereiche informieren kann. So lesen Spezialisten irgendwann nur noch die Arbeiten von Spezialisten desselben Fachgebietes.

Für einige Disziplinen gibt es zwar inzwischen die Möglichkeit, die eigenen Arbeiten auf einem Dokumentenserver hochzuladen und sie auf diese Weise publik zu machen. Im Unterschied zur Veröffentlichung in einer Fachzeitschrift fehlt dort jedoch die sogenannte Peer Review, die Beurteilung der Arbeit durch unabhängige Gutachter, die Experten desselben Fachgebietes sind. Diese Beurteilung, die über die Qualität der Arbeit und damit über deren Veröffentlichung entscheidet oder zumindest entscheiden sollte, ist so etwas wie ein Gütekriterium, auch wenn dieses aufgrund des Zwangs zur Veröffentlichung und der schieren Menge der eingereichten Arbeiten in letzter Zeit selbst in die Kritik geraten ist. Das Peer Review-Verfahren trägt ebenfalls dazu bei, das Paradigma zu stützen - und wissenschaftlichen Fortschritt zu behindern. Denn wie der Redakteur und Journalist Jürgen Schaefer (2011) ausführt, gilt als Bewertungsmaßstab der Status quo. Zwar ist man durchaus an Neuem interessiert und ein Großteil der bei den Fachjournalen eingereichten Arbeiten wird eben deshalb abgelehnt, weil sie nichts Neues enthalten. Aber auch das Neue muss in den paradigmatischen Rahmen passen. Und wenn eine neue Idee einer Theorie widerspricht, die von der Mehrheit der Wissenschaftler anerkannt wird oder wenn nur einer der Gutachter die eingereichte Arbeit ablehnt, beispielsweise weil sie seine eigenen Arbeiten in Frage stellen könnte, ist die Chance auf Veröffentlichung dahin.

    Das Paradigma bzw. das jeweilige ‚Bündel' trägt dazu bei, die einzelnen wissenschaftlichen Fachgebiete und die Wissenschaft als Ganzes als Systeme zu konstituieren. Das gibt ihnen ihre innere Stabilität. Die Psychologie als zuständige Disziplin, wenn es um die Erforschung zweier Arten des Denkens und die

Ursache der vermeintlichen Aufmerksamkeitsstörung geht, bildet da keine Ausnahme. Sie ist ein Subsystem des Wissenschaftsapparates als des übergeordneten Systems.

Um zu verdeutlichen, wieso das derzeitige experimentelle Paradigma das Hindernis für die Entdeckung und Erklärung der ADHS-Ursache ist, lohnt sich ein kurzer Einblick in die Systemtheorie, um zu erfahren, wie Systeme ganz allgemein funktionieren. Es spielt dabei keine Rolle, ob es sich um natürliche oder um von Menschen geschaffene Systeme handelt. Sie alle haben bestimmte Eigenschaften miteinander gemein, auch wenn diese sich von System zu System in den Details erheblich unterscheiden. Zu den wichtigsten Eigenschaften zählen ihre (hohe) Selektivität und ihr selbstreferentielles Verhalten. Selektivität bedeutet: das System legt seine Grenzen fest. Es bestimmt mit dieser Grenzziehung und Unterscheidung, auf welche von außen kommenden Einflüsse es reagiert und auf welche nicht, welche zu seiner Weiterentwicklung und zu seinem Erhalt notwendig sind und welche nicht. Irrtümer sind dabei nicht ausgeschlossen. Einflüsse oder Reize, die das System infiltrieren, haben eine Veränderung der systemeigenen Zustände und Prozesse zur Folge. Mit der Selektion behält ein System daher die Kontrolle über seine internen Zustände. Ein System ist also autonom, aber es ist nicht autark, denn es benötigt für seinen Erhalt den Austausch mit seinen Umwelten. Damit von außen kommende, für ein System notwendige Informationen oder Substanzen[25] Eingang erhalten, muss es Schnittstellen geben, die selektiv einen Austausch zwischen System und Umwelt(en) ermöglichen. Informationen und /

---

[25] Mit Substanz ist ganz allgemein ein Träger von Eigenschaften gemeint

oder Substanzen werden, wenn sie das System infiltrieren, den systemeigenen Regeln unterworfen und an dessen interne Bedingungen angepasst. Unsere Nahrung beispielsweise, die aus Substanzen besteht, die zu unserer Erhaltung bzw. der unseres Körpers unabdingbar sind, muss zerkleinert und verdaut werden, damit die Inhaltsstoffe verwertet und entsprechend genutzt werden können. Licht, das von den Gegenständen in unserer Umwelt reflektiert wird und als Reiz auf unser Auge trifft, wird in elektrische Signale umgewandelt und diese werden intern verarbeitet, so dass wir diese Gegenstände sehen können. Umgekehrt passt sich auch das System an die Bedingungen an - um bei den Beispielen zu bleiben: unser Magen muss sich an die Menge der zugeführten Nahrung anpassen, Hornhaut und Linse des Auges müssen sich an das einfallende Licht anpassen, um es zu brechen, damit ein scharfes Bild auf die Netzhaut projiziert wird. Doch intern referiert jedes System nur auf die eigenen Prozesse, nicht auf die seiner Umwelt(en).

Am Beispiel Familie lässt sich das Organisationsprinzip von Systemen aufzeigen: Jede Familie als System hat ihre eigenen Regeln, nach denen ihre Mitglieder ihr Zusammenleben organisieren, ihren Tagesablauf, ihre Rituale und Traditionen, ihre Gewohnheiten und die Art, in der sie miteinander kommunizieren. Diese Regeln unterscheiden sich von Familie zu Familie, und es gibt wohl kaum eine Familie, die sich von Außenstehenden das Heft aus der Hand nehmen und vorschreiben lassen würde, wie sie ihr Familienleben und ihre Gewohnheiten zu regeln hat. Als beispielsweise die CSU Anfang Dezember 2014 in einem Leitantragsentwurf vorschlug, Einwandererfamilien sollten dazu angehalten werden, auch daheim deutsch zu sprechen, sorgte diese

Empfehlung nicht nur für Empörung, sondern auch für Spott. Denn auf breiter Basis war man sich einig, dass es Familien selbst überlassen bleiben muss, in welcher Sprache sie daheim miteinander kommunizieren. Dennoch können Einflüsse von außen - die Berufstätigkeit der Eltern, Kindergarten, Schule, Freunde der Familie - zu Veränderungen innerhalb des Familiensystems führen, ohne dass sich die Familie als solche deshalb auflöst. Die internen Strukturen bleiben erhalten.

Auch das Wissenschaftssystem ist hochselektiv: Hinein kommt nur, wer das Gymnasium besucht und Abitur gemacht hat, wer an einer Hochschule studiert, währenddessen schon im Wissenschaftsbetrieb mitgearbeitet und sein Abschlussexamen absolviert hat. Regeln gibt es daher auch im Wissenschaftssystem. Neben den gemeinsamen Regeln, die ganz allgemein für die empirischen Wissenschaften gelten, stellen die Einzeldisziplinen eigene, für ihr Fachgebiet geltende spezielle Regeln auf. Mit ihnen legen sie ihr jeweiliges Bündel von Leitsätzen, Theorien und Methoden fest, auf denen ihr Paradigma beruht. Zu diesen Regeln gehört, was bereits angesprochen wurde: die Verwendung einer eigenen Sprache bzw. eigene Begriffe und die Beschäftigung mit der eigenen Materie. Das heißt, man verlässt sein Fachgebiet nicht, um sich auf anderem Terrain zu betätigen, selbst wenn man zum Zweck interdisziplinärer Zusammenarbeit ab und an über den Tellerrand hinausblicken muss. Insbesondere aber gilt, dass man sich mit seinen Forschungen und Publikationen auf die Theorien und Untersuchungen des eigenen Fachgebietes bezieht. Eben das bedeutet die Aussage, ein System referiere nur auf die eigenen Prozesse.

Probleme können auftreten, wenn im Verlauf normalen wissenschaftlichen Arbeitens etwas Neuartiges, Unerwartetes entdeckt wird. In den Untersuchungen am Institut für Kognitive Mathematik war dieses Unerwartete die sequenzielle Vorgehensweise einiger Schüler, die Erkenntnis, dass die Strategie zur Lösung einer Aufgabe unabhängig von der internen kognitiven Struktur gewählt werden kann und das Faktum, dass es zwei Arten logischen Denkens gibt. Auch solche unerwarteten Entdeckungen können innerhalb des eigenen Fachgebietes in einer dem Thema entsprechenden Fachzeitschrift veröffentlicht werden, vorausgesetzt, man hält sich an die genannten Regeln, und - das ist der springende Punkt - die Entdeckung nicht zu sensationell ist. Ist sie dies, wird es schwierig bis unmöglich, mit ihr bei einer renommierten Fachzeitschrift unterzukommen. Denn eine sensationelle Entdeckung birgt ein hohes Risiko: wurde sie zuvor enthusiastisch gefeiert und muss man einige Zeit später „zurückrudern", wenn sie sich als falsch herausstellt, erntet man nicht nur Spott und Häme seitens der Fachkollegen. Man schadet auch dem Ruf der Wissenschaften. Aus diesem Grund werden seriöse Forscher zuerst einmal umfangreiche Beobachtungen und eine Reihe von Experimenten durchführen. Dieser Prozess kann mehrere Jahre dauern. Entsprechend vorsichtig wird eine Interpretation der ersten Ergebnisse deshalb ausfallen. Der Neurobiologe Jerome Y. Lettvin beispielsweise hatte in den 50er Jahren festgestellt, dass Neurone in der Frosch-Retina anhaltend feuerten, wenn in ihrem rezeptiven Feld eine konvexe Kontur als Reiz einwanderte. War die Kontur konkav, feuerten die Neurone nicht. Diese Entdeckung war zur damaligen Zeit so sensationell, dass sich keine Fachzeitschrift fand, die seinen Artikel annehmen wollte. Lettvin veröffentlichte seine Arbeit schließlich im Journal „Proceedings of the Institute of Radio Engineers", wo sie damals kaum jemand zur Kenntnis nahm. Ein Vierteljahrhundert später erhielten David Hubel und Torsten Wiesel für diese selbe Entdeckung den Nobelpreis ... da war die Zeit für sie offenbar reif gewesen.

Die Entdeckung von Schwank ist eine solche wissenschaftliche Sensation: Niemand ist bisher von der Existenz zweier grundlegend unterschiedlicher Arten des Denkens und Verhaltens ausgegangen. Auf den Punkt gebracht bedeutet diese Entdeckung, dass *jeder Mensch zwei Geschlechter* hat, ein physisches und ein psychisches. Die Feststellung, dass wir, von wenigen Ausnahmen abgesehen, entweder männlich oder weiblich sind, ist trivial. Dass wir uns aber auch in psychischer Hinsicht in zwei verschiedene Gruppen unterscheiden, bedeutet eine wissenschaftliche Revolution.

Handelt es sich um eine Entdeckung von diesen Dimensionen und fällt sie vom Gegenstand her auch noch in ein anderes Fachgebiet, hat man es als Forscher gleich mit zwei Problemen zu tun: Man muss vorsichtig interpretieren, und man muss seine Arbeit auf eine Weise veröffentlichen, mit der man auch diejenigen Wissenschaftler erreicht, die diese Entdeckung ebenfalls betrifft und die sie untersuchen können, weil sie in deren Fachgebiet fällt. Anderenfalls setzt man sich dem Vorwurf der Kompetenzüberschreitung aus.

Schwank veröffentlichte ihre Theorie der prädikativen vs. funktionalen Art logischen Denkens auf einer Konferenz für die Psychologie des Mathematikunterrichts in London (1986). Sie vermied es in ihren Publikationen, Behauptungen aufzustellen, die sich nur im Fachbereich Psychologie, aber nicht in der Mathematikdidaktik untersuchen lassen. Daher wies sie nur einmal darauf hin, dass das Gehirn „die Augen entsprechend seinem Interesse steuert" und die beschriebenen Verhaltensweisen „stabil" seien (2003, S.74). Ansonsten aber spricht sie von „individuellen Vorlieben", von einer „Sensibilität entweder für statische Merkmale oder dynamische Ereignisse", oder davon, dass man „dazu tendiert, eine prädikative oder funktionale Brille aufzusetzen". Diese Formulierungen führten dazu, dass unter den zwei Arten des Denkens unterschiedliche Denkstile verstanden werden. Ein Denkstil aber ist, wie der Psychologe Robert J. Sternberg (1999) schreibt, eine bevorzugte Denk*weise*. Er ist keine Fähigkeit, sondern die Art und Weise, in der wir unsere Fähigkeiten nutzen, weshalb wir auch über ein Profil verschiedener Denkstile und nicht nur über einen einzigen verfügen. Sternberg differenziert zwischen Funktionen, Formen, Ebenen, Bereichen und Neigungen von Denkstilen. Er zeigt Unterschiede anhand von Gegensatzpaaren auf, beispielsweise einem impulsiven gegenüber einem reflexiven Denkstil, einem feldabhängigen versus feldunabhängigem Denkstil, und er unterscheidet zwischen kognitionszentrierten und aktivitätszentrierten Denkstilen. Im Unterschied zu Schwanks Arten des Denkens gehören Denkstile zur Domäne des bewussten Erlebens. Doch selbst wenn Sternbergs Bestimmung des Begriffs Denkstil keine allgemeine Akzeptanz findet - mit den beiden von Schwank postulierten kognitiven Strukturen haben Denkstile jedenfalls nichts zu tun.

Da es zu den Regeln des derzeitigen Paradigmas gehört, dass Wissenschaftler eine Theorie, die in einer anderen Disziplin entwickelt wurde, nicht für eigene Untersuchungen nutzen - man verlässt sein Fachgebiet schließlich nicht -, bleiben zwei Möglichkeiten: Entweder man versucht, die fachfremde Theorie mit dem eigenen Modell oder den eigenen Vorstellungen zu vereinbaren - arbeitet also interdisziplinär -, oder man fängt von vorn an. Und das heißt, da die Herangehensweise und der Blickwinkel aufgrund des jeweiligen fachlichen Interesses andere sind, es muss erst einmal eine Hypothese aufgestellt werden, die denselben Sachverhalt betrifft, die aber mit eigener Frage- und Aufgabenstellung untersucht werden kann. Da man im Normalfall zu einer solchen Hypothese nur entweder aufgrund eigener Forschungen oder über die Ergebnisse der Arbeiten von Fachkollegen kommen kann, stellt die Untersuchung einer Theorie, die in einem anderen Fachgebiet gebildet wurde, eine Ausnahme dar. Sie müsste daher, um untersucht werden zu können, schon von einem breiten öffentlichen Interesse getragen werden, dem man mit einer Erforschung Rechnung trägt.

Kognitionspsychologen haben eigene Theorien und Modelle zum menschlichen Denken und zur Informationsverarbeitung entwickelt. In diesen ist kein Raum für eine Existenz zweier psychischer Geschlechter. Es gibt daher keinen Grund, weshalb eine Entdeckung, die in einem anderen Fachgebiet gemacht wurde, untersucht werden sollte, noch dazu, wenn sie nicht einmal in den eigenen paradigmatischen Rahmen passt. Einige wenige Wissenschaftler wie Dietrich Dörner und Joachim Hoffmann sind zwar auf Schwanks Theorie aufmerksam geworden. Sie suchten gemeinsam mit Schwank nach einer Möglichkeit, Schwanks Theorie mit ihrer eigenen zu vereinbaren, bzw. sie in ihre eigene zu integrieren, was aber nicht gelang. Ein Zusammenhang mit ADHS lag bei diesen Gesprächen allerdings gänzlich außerhalb der Überlegungen.

Tatsächlich aber hatte schon einmal ein Psychologenteam - MacLeod, Hunt & Mathews (1978) - einige Jahre vor Schwank im Prinzip die gleiche Entdeckung gemacht. Mit ihrer Interpretation der Ergebnisse bewegten auch sie sich innerhalb des geforderten Rahmens: Sie deuteten das unterschiedliche Verhalten ihrer Versuchspersonen als zwei verschiedene Arten, in denen Menschen Sprache und Bilder in Gedächtnisinhalte umwandeln. Die grundlegende Struktur der Gedächtnisinhalte, in welche die zahlenmäßig größere Gruppe ihrer Probanden Sprache umwandelte, beschrieben sie als Proposition[26]. Was die Minderheit betraf, nahmen sie an, dass diese Probanden Sprache erst in Bilder umwandeln würden, um sie dann in eine propositionale Form zu transformieren. Ihre Beschreibung der Gedächtnisinhalte als Propositionen weist Ähnlichkeiten auf mit der von Schwank beschriebenen prädikativen kognitiven Struktur. Da sich zum damaligen Zeitpunkt die Debatte um das Für und Wider eines propositionalen Gedächtnisses drehte, konnten MacLeod et al. (1978) ihre Arbeit problemlos veröffentlichen. Ihre Annahme, es handele sich um zwei grundlegend verschiedene Gruppen, wurde von Fachkollegen zwar zur Kenntnis genommen, aber nicht akzeptiert. Doch die Einengung durch das Paradigma ließ keine anderen Interpretationsmöglichkeiten für die Resultate der Untersuchungen zu. Ihre Arbeit wurde jedoch von Freed erwähnt, der sie mit ADHS in einen Zusammenhang brachte. Da Freed jedoch kein Mitglied der scientific community ist und auch nicht wissen-

---

[26] Eine Proposition wird definiert als kleinste abstrakte Wissenseinheit, die einen Sachverhalt beschreibt. Sie setzt sich aus einem Prädikat und einem oder mehreren Argumenten zusammen.

schaftlich über diesen Zusammenhang geforscht hat, blieb seine Überlegung unbeachtet.

Mit dem Thema ADHS beschäftigt man sich nicht nur im Fachbereich der Klinischen Psychologie, sondern auch in anderen psychologischen Fachbereichen wie beispielsweise der Sozialpsychologie. Aber auch dort wird das Verhalten unter dem Störungsblickwinkel erforscht. Auf den Gedanken, dass es interessant sein könnte, das Denken dieser Personengruppe zu untersuchen - eine Untersuchung, die in den Fachbereich der kognitiven Psychologie fällt -, ist man jedoch noch nicht gekommen. Denn die kognitive Psychologie beschäftigt sich nicht mit Verhaltensstörungen.

4.3 Fehler im System

Dieser kurze Blick auf die derzeitige wissenschaftliche Landschaft sollte genügen, um im Folgenden zeigen zu können, warum die Zeit für einen Perspektivenwechsel in Sachen ADHS nicht reif ist und inwiefern es am experimentellen Paradigma liegt, dass sie nicht reif werden kann.

Da wäre zunächst die Tatsache, dass eine Entdeckung, die im falschen Fachgebiet gemacht wurde, so bedeutsam sie auch sein mag, wenig Chancen auf einen Durchbruch hat. Dies liegt nicht daran, dass eine Entdeckung im falschen Fachgebiet generell keine Chancen hätte. Das Handikap für Schwanks Theorie der prädikativen vs. funktionalen Art logischen Denkens besteht darin, dass sie aufgrund der wissenschaftlichen Ausrichtung der

Didaktik der Mathematik nur die Charakteristika und die Unterschiede der beiden Arten des Denkens beschreiben kann. Auch wenn sich damit das Verhalten erklären lässt, genügt dies nicht, um den wissenschaftlichen Anforderungen zu entsprechen, die verlangt werden, wenn es um die Ursache der ADHS geht. Dazu müsste die Theorie die Erklärung enthalten, worauf die Unterschiede beruhen. Es fehlt also, wie schon erwähnt, die Angabe, was zwei verschiedene Arten konstituiert. Und daher rührt auch das Missverständnis, mit einer prädikativen und einer funktionalen Art logischen Denkens seien zwei Denkstile gemeint.

Ein weiteres Hindernis stellt das offensichtliche Unvermögen dar, im Verhalten der betreffenden Minderheit etwas anderes zu sehen als eine Störung oder Krankheit. Die zweifelsfreie Überzeugung, das Verhalten, Denken und Lernen der überwiegenden Mehrheit der Menschen, ihre Art wahrzunehmen und aufmerksam zu sein sei die einzig richtige Art, ist so tief im Bewusstsein verankert, dass sie die Vorstellung unmöglich macht, im Verhaltensphänomen etwas anderes zu sehen als eine Verhaltens*störung*. Anders ist kaum zu erklären, warum bisher noch niemand im Fachbereich der kognitiven Psychologie auf den Gedanken gekommen ist, das Denken dieser Minderheit einmal unvoreingenommen zu untersuchen. Es scheint, dass hier eine besondere Form der funktionalen Gebundenheit[27] vorliegt, die daran hindert, diesen Gedanken aufkommen zu lassen. Möglich ist aber

---

[27] Der Begriff der funktionalen Gebundenheit stammt von dem Psychologen Karl Duncker. Er besagt, dass die Funktion eines Gegenstandes, wenn man sie einmal gelernt hat, in seiner Aufgabenstruktur enthalten ist. Es bereitet deshalb erhebliche Schwierigkeiten, wenn man nun zur Lösung eines Problems einem durch seine Aufgabenstruktur bereits festgelegten Gegenstand eine neue, andere Funktion zuordnen soll.

auch, dass niemand auf den Gedanken gekommen ist, weil die Experten eben *wissen*, dass es sich bei ADHS um eine Störung oder Krankheit handelt. Auch im Fall von Ignaz Semmelweis und Alfred Wegener *wussten* die Fachleute, dass ihre Auffassung die richtige ist, weshalb Semmelweis und Wegener zu Lebzeiten erfolglos blieben. Diese Art der wissenschaftlichen Ignoranz trug in der Vergangenheit und trägt auch in der Gegenwart wesentlich mit dazu bei, den wissenschaftlichen Fortschritt zu behindern. Deshalb meinte Max Planck, dass sich eine neue wissenschaftliche Erkenntnis nicht so darstellen lässt, dass ihre Gegner zu überzeugen sind. Vielmehr müssten diese und ihre Schüler erst ausgestorben und die nachwachsende Generation mit der Wahrheit vertraut sein, damit sie sich durchsetzt. Wie das gelingen soll, wird leider nirgendwo berichtet.

Die neue, noch ungewohnte Idee zu verstehen, bereitet ebenfalls Schwierigkeiten. Inwiefern die Art des Denkens, geprägt von einer kognitiven Struktur, einen Unterschied macht und damit zur Ursache wird, ist weniger einsichtig als beispielsweise die Neurotransmitter Anomalie oder die genetische Komponente als verursachend anzusehen. Annahmen dieser Art scheinen aufgrund ihrer biologischen Beschaffenheit für den Verstand leichter greifbar zu sein als eine abstrakte Struktur, die sich im Denken und Verhalten ausprägt.

Das eigentliche Hindernis für eine erfolgreiche Erforschung und Verbreitung der ADHS-Ursache aber ist die Methodik des Forschens, das experimentelle Paradigma. Es folgt im Prinzip dem Vorschlag Renè Descartes' „(...) jedes Problem, das ich untersuchen würde, in so viele Teile zu teilen, wie es angeht und wie es nötig ist, um es leichter zu lösen."²⁸. Und seitdem wird geteilt und geteilt, bis man schließlich auf einen einzelnen Aspekt reduzieren kann, der sich untersuchen lässt. Diese Methodik, angewandt um das ADHS-Problem zu lösen, hat im Ergebnis zur Identifizierung verschiedener Faktoren geführt, die nun als ‚Auslöser' des Verhaltens bezeichnet werden. Von einer Lösung des Problems ist man damit weit entfernt. Eine Erkenntnis aus der Systemtheorie, dass man Systeme nicht so ohne weiteres unterteilen kann, weil man es dann schon nach wenigen Schritten nicht mehr mit dem System zu tun hat, das man doch eigentlich untersuchen wollte, diese Erkenntnis scheint in den empirischen Wissenschaften, die sich mit dem menschlichen Verhalten beschäftigen, noch nicht angekommen zu sein.

Solange also das herrschende Paradigma der einzige Erkenntniszugang bleibt, stellt es eine unüberwindliche Hürde für den Wechsel der Perspektive zur Lösung des ADHS-Problems dar.

Das Vorgehen entspricht der Reduktion auf eine zentrale Variable, mit der sichergestellt werden soll, dass auch nur das untersucht wird, was man untersuchen will. Diese Methode ist auch zweckdienlich, denn sie soll ja experimentell zuverlässige, reproduzierbare Resultate erbringen. Sie erfüllt daneben auch den Zweck, schnellstmöglich verwertbare Ergebnisse für die Wirtschaft, die Medizin, die Industrie zu liefern. Wobei „schnellstmöglich" ein relativer Begriff ist, denn auch diese Art zu forschen benötigt Zeit. Erkenntnisgewinn bedeutet derzeit aber in jedem Fall nutzenbringende Erkenntnis, es bedeutet nicht zwangsläufig auch Erkenntnis als Erweiterung des derzeitigen Wissens. Nun

---

[28] René Descartes (1637 / 1997) Discours de la méthode. S. 31

kann man fragen, was daran falsch sein soll. Schließlich profitieren wir ja alle von nutzenbringenden Erkenntnissen.

Was mit dieser Praxis wissenschaftlichen Arbeitens *nicht* mehr möglich ist und durch das Paradigma, das Bündel aus Leitsätzen, Fragestellungen und, das vor allem, der Methodik verhindert wird, ist die Entstehung großer Ideen und, daraus folgend, großer Theorien. Große Ideen veränderten das Bild grundlegend, das man sich bis dahin von der Natur gemacht hatte. Solche Ideen waren beispielsweise Copernicus' und Galileis heliozentrisches Weltbild, Keplers Entdeckung der Planetenbahnen und seine Formulierung der Planetengesetze, Newtons Entdeckung der Gravitation und die Entwicklung der Infinitesimalrechnung, Darwins Evolutionstheorie, Mendelejews und Meyers Periodensystem, Einsteins spezielle und allgemeine Relativitätstheorie. Um solche Ideen zu generieren, muss man den Blickwinkel erweitern und auch periphere Bedingungen in seine Überlegungen mit einbeziehen. Da das derzeitige Paradigma jedoch für eine experimentelle Untersuchung die Fokussierung auf einen eng umgrenzten Teilbereich fordert, musste die Vorstellung einer großen Idee aufgegeben werden. Um sie zu ersetzen wurde die interdisziplinäre Zusammenarbeit erfunden, damit zusätzliche Aspekte berücksichtigt werden können. Doch mit ihr lässt sich das Problem nicht lösen, denn das Zusammentragen von Puzzleteilen ergibt eben noch keine große Idee, kein Gesamtbild und keinen Rahmen, in den sich die Teile einfügen lassen. Sie liefert auch keinen Eindruck von der Dynamik eines Systems, welches man ja eigentlich untersuchen und verstehen möchte. Bezeichnend für die Unvollkommenheit dieser Vorgehensweise sind die Untersuchungen, die am Gehirn von Albert Einstein vorgenommen wurden. Dieses wurde in diverse Teilstücke zerlegt und verschiedenen Untersuchungsmethoden unterworfen, um dem Genie Einsteins auf die Spur zu kommen. Gehen wir davon aus, dass auch Einstein zur Gruppe der funktional denkenden Menschen gehört - und davon geht man in der ADHS-Szene aus -, dann ist die Untersuchung seines toten Gehirns so ziemlich die untauglichste Möglichkeit, um zu ermitteln, wie er gedacht hat.

Große Ideen waren keine abstrusen Hirngespinste, wie sie von Anhängern pseudowissenschaftlicher und esoterisch-mystischer Vorstellungen oft vertreten werden. Einige dieser großen Ideen hatten zwar durchaus mystischen Charakter: so rief Newtons Postulat einer unsichtbaren Kraft, die die gegenseitige Anziehung von Massen bewirken sollte, bei manchen seiner Zeitgenossen Entsetzen hervor. Und Heisenberg hatte, als er entdeckte, was später als Unschärferelation bezeichnet wurde, „das Gefühl, durch die Oberfläche der atomaren Erscheinungen hindurch auf einen tief darunter liegenden Grund von merkwürdiger innerer Schönheit zu schauen"[29]. Manche Wissenschaftler nennen die Einnahme von Drogen als Mittel, dem sie ihre ungewöhnliche Idee verdanken, andere sprechen von plötzlichen Einfällen. Doch ihre Ideen basierten auf wissenschaftlichen oder technischen Fragestellungen und viele, wenn auch nicht alle, mündeten in einer mathematischen Lösung. Auch das unterscheidet sie von pseudowissenschaftlichen Annahmen und Vorstellungen. Als Antworten waren sie nicht nur neu, sie waren neuartig. Sie veränderten ihr jeweiliges Fachgebiet und gaben ihm eine neue Richtung, die in der Folge auch die menschliche Gesellschaft voranbrachte und

---

[29] zitiert nach Ernst Peter Fischer,: Leonardo, Heisenberg & Co

ihr Bild von der Wirklichkeit veränderte. Der Psychologe Dean Keith Simonton[30], der sich jahrzehntelang der Erforschung genialer wissenschaftlicher Ideen gewidmet hat, beschrieb dies mit den Worten: „Der kreative Gelehrte hat Ideen, die originell und nützlich sind. Ein wissenschaftliches Genie jedoch präsentiert Ideen, die originell, nützlich und auch noch überraschend sind. Solche bedeutenden Sprünge – seien es Theorien, Entdeckungen oder Erfindungen – erweitern nicht einfach nur bestehendes, fachbezogenes Wissen: Das wissenschaftliche Genie begründet eine ganz neue Disziplin." Angesichts der Richtung, in die sich die wissenschaftliche Forschung bewegt, befürchtet Simonton, dass das wissenschaftliche Genie ausgestorben sei. Mit der Forderung nach interdisziplinärer Zusammenarbeit großer Arbeitsgruppen würde das Wissen nämlich nur verfeinert.

Kreative Ideen und Innovationen, wie wir sie derzeit in großem Stil erleben, beeinflussen unser Leben zwar auch, doch sie schreiben im Wesentlichen die eingeschlagene Richtung fort, das heißt, sie verändern unser Bild von der Wirklichkeit nicht grundlegend. Sie begründen auch keine ganz neue Disziplin, sondern differenzieren sich in weitere Fach- und Spezialgebiete.

Eine große Idee wird heute in jedem Fall wieder gebraucht für die Lösung des einen der beiden größten Rätsel der heutigen Wissenschaften, nämlich für die Frage, wie und nach welchen Regeln menschliche Gehirne arbeiten[31]. Diese Lösung

---

[30] Spektrum (20.02.2013). Dean Keith Simonton: Ende des Genies? http://www.spektrum.de/news/ende-des-genies/1184695 Download: 27.12.2014

[31] Das andere große Rätsel betrifft die Frage, wie das Universum funktioniert, und vielleicht wird für seine Lösung ebenfalls eine große Idee gebraucht

würde nicht nur die Frage beantworten, was zwei psychische Geschlechter konstituiert, sondern sie würde auch die Arbeitsweise des menschlichen Gehirns erklären. Mit der Unterscheidung zweier psychischer Geschlechter würde es möglich werden, zu erklären, wie das Gehirn eines prädikativ-logisch denkenden Menschen im Unterschied zu dem eines funktional-logisch denkenden Menschen arbeitet, um beispielsweise Farbe, Form und Ort (bzw. die Bewegung) eines Gegenstandes zu einem Objekt zusammenzusetzen. Die Frage, wie das geschieht, wird als Bindungsproblem bezeichnet. Denn die genannten Eigenschaften werden in verschiedenen Arealen des Gehirns getrennt verarbeitet. Doch es gibt keinen Ort im Gehirn, an dem ihre Zusammensetzung zu dem Objekt erfolgt, das wir wahrnehmen. Eine Antwort auf diese Frage wurde bisher nicht gefunden. Bei der Suche nach ihr werden auch theoretische Lösungen erarbeitet, die jedoch zugleich an einem experimentell erforschbaren Gegenstand untersucht werden müssen. Das schließt die Möglichkeit aus, zu einer theoretischen Lösung des Gesamtproblems zu kommen. Den Schwerpunkt dieser Art Forschung bilden derzeit Projekte wie das Human Brain Project, mit dem u.a. versucht wird, am Computer einzelne Neurone nachzubauen, die miteinander vernetzt werden. Man erhofft sich von diesem Projekt, zu einem Verständnis der Arbeitsweise des Gehirns zu gelangen. Das klingt zunächst einmal nicht falsch, denn es geht ja um die Frage, wie ein menschliches Gehirn arbeitet. Da erscheint es sinnvoll, diese Frage beantworten zu können, indem man versucht, es nachzubauen. Nur wird nicht berücksichtigt, dass ein menschliches Gehirn nicht für sich existiert, sondern dass es Teil des gesamten System des menschlichen Körpers ist, der für den Kontakt mit der Umwelt unabdingbar gebraucht wird. Aus den Prozessen der Weiterleitung von Signalen und den chemisch-elektrischen Vorgängen an den Synapsen wird sich nicht herleiten lassen, was und wie wir denken, wie wir entscheiden, ob wir trauern oder glücklich sind. Zwar lassen sich bestimmte Hirnbereiche identifizieren, die mit unseren Empfindungen in einem Zusammenhang stehen. Aber wie mit dem Feuern von Neuronen bewirkt wird, dass wir unsere Umgebung sehen, dass wir Freude oder Furcht empfinden, wird sich nicht klären lassen, solange das experimentelle Paradigma die Forschung beherrscht.

Mit Untersuchungen dieser Art wird sich die Frage nach der Arbeitsweise des Gehirns nicht beantworten lassen. Dazu wird eine große Idee benötigt, die sich zur Theorie entwickeln lässt. Diese Theorie muss die Regelung der Verarbeitungsprozesse im menschlichen Gehirn nicht nur beschreiben, sondern sie muss sie auch erklären können, inklusive der prädikativen und funktionalen Art logischen Denkens. Das heißt, sie muss u.a. ersichtlich machen, wie das menschliche Gehirn zur Lösung des Bindungsproblems arbeitet und welches die Grundvoraussetzungen für zwei verschiedene psychische Geschlechter sind. Das Postulat einer genetischen Komponente oder der Nachweis der Reduktion der Dopamintransporter durch die Verabreichung von Ritalin genügen als Erklärung nicht. Denn auch mit diesen Experimenten kann nur gezeigt werden, *dass* die entsprechenden Effekte auftreten, aber sie *erklären* nicht, wieso sie deshalb eintreten.

Diese Chance auf ein neues Weltbild, welches mit der Entdeckung zweier psychischer Geschlechter gegeben ist, verwehrt sich die Psychologie gerade selber. Eine solche Gehirntheorie aber würde nicht nur die Modelle und Theorien der Psychologie, sie wird auch die menschliche Gesellschaft und ihr Weltbild grundlegend verändern. Das würde die Psychologie als wissenschaftliche Disziplin entscheidend voranbringen, so wie es schon in der Astronomie mit dem Wechsel vom geozentrischen zum heliozentrischen Weltbild der Fall war, wie es die Physik durch die Gravitationstheorie, die Relativitätstheorie und die Quantenmechanik voranbrachte und ebenso die Biologie durch Evolutionstheorie, Vererbungsregeln und Genetik.

Obwohl es in der Psychologie nicht an Modellen und Theorien fehlt, mit denen das menschliche Gehirn erklärt werden soll, wie beispielsweise der ACT-R-Theorie John R. Andersons[32], der PSI-Theorie von Dörner (1999) oder den bahnbrechenden Arbeiten von Newell & Simon (1974) und Friedhart Klix (1973), scheitern all diese Ansätze am experimentellen Paradigma der Psychologie. Sie müssen scheitern aufgrund der Notwendigkeit, den Untersuchungsbereich einzuengen zu müssen und sie scheitern am dogmatischen Befolgen einer ausschließlich auf dem Experiment basierenden Methodik als alleinigem Mittel zum Erkenntnisgewinn. Dogmatisch meint also nicht, dass die Psychologie dies in Hinblick auf ihre Leitsätze und Theorien wäre, sondern dass sie dogmatisch ist in Bezug auf ihre Methodik. Aber eine Gehirntheorie, die beide Arten des Denkens mit einschließt, ist mit der Zerteilung des Ganzen in einzelne Fragmente nicht zu entwickeln.

---

[32] Anderson, J. R. : ACT-R Cognitive Architecture: A Theory for Simu lating and Understanding Human Conditions. http://act-r.psy.cmu.edu/
Download: 27. 12. 2014

Das Festhalten am experimentellen Paradigma stürzen die Psychologie und die angrenzenden Fachgebiete in eine existenzielle Krise. Es verhindert nicht allein die Erforschung und Verbreitung der eigentlichen Ursache des fälschlich als Aufmerksamkeitsstörung bezeichneten Verhaltensphänomens, es verhindert auch die Entwicklung einer Gehirntheorie, die uns einem Verständnis unseres Gehirns näher bringen würde. Denn obwohl die Entwicklung einer Gehirntheorie wie auch die Erforschung zweier Arten des Denkens in ihr Fachgebiet fallen, muss sie darum kämpfen, dass ihr die Neurowissenschaften nicht den Rang ablaufen. Dieser Trend zeigt sich nirgendwo deutlicher als in den Forderungen, die eine solche Theorie nach derzeitigem Verständnis erfüllen sollte, und in den Anstrengungen, die dazu unternommen werden. In ihrem Memorandum „Reflexive Wissenschaft"[33], erschienen in der „Psychologie heute", äußerten sich im März 2014 fünfzehn Wissenschaftler kritisch zu den Prognosen und Aussagen der elf Hirnforscher, die diese zehn Jahre zuvor in der Zeitschrift „Gehirn & Geist" in einem Manifest zum derzeitigen Stand der Hirnforschung veröffentlicht hatten. Die im Memorandum genannten Forderungen an eine Gehirntheorie lesen sich, was die Einbindung der verschiedenen Fachgebiete betrifft, wie die Zielvorstellung für eine „theory of everyone" - jeder will daran mitwirken. Nur an eine große Idee zur Lösung des Problems wurde nicht gedacht.

---

[33] Tretter, F., et. al.: Memorandum „Reflexive Neurowissenschaft" in: Psychologie heute", März 2014 https://www.psychologie-heute.de/home/lesenswert/memorandum-reflexive-neurowissenschaft/ Download: 30. 03. 2014

Gleiches gilt für das erwähnte gigantische „Human Brain Project". In dieses Vorhaben sind diverse Fachgebiete involviert, die jedes für sich ihre fachspezifische Forschung betreiben. Zwar gilt auch für dieses Projekt die interdisziplinäre Zusammenarbeit, doch kritische Stimmen bezweifeln inzwischen, dass das eigentliche Ziel, das Verständnis der Arbeitsweise des menschlichen Gehirns, auf diese Weise erreicht werden kann. Denn selbst für dieses Ziel gilt, dass die Erkenntnisse, die man zum Verständnis der Arbeitsweise des Gehirns zu gewinnen erwartet, nutzenbringend sein müssen und zur Weiterentwicklung von Informations- und Kommunikationstechnologien dienen sollen.

Erinnern wir uns: Systeme haben die Eigenschaft, nur auf die eigenen Prozesse zu referieren. Dazu dient die interne Kommunikation. Für die empirischen Wissenschaften ist die experimentelle Art zu forschen Teil ihres internen Kommunikationsmittels. Sie ist das Instrument, mit dem auf die eigenen Prozesse referiert wird. Als Erkenntniszugang ist sie das Fundament des naturwissenschaftlichen Gebäudes und damit ist sie auch das Fundament und der Erkenntniszugang der Grundlagenfächer der Psychologie. Nebenbei erfüllt sie den Zweck, als Bollwerk gegen die Infiltration pseudowissenschaftlicher Annahmen zu fungieren. Denn diese Hürde zu nehmen ist letzteren noch nicht gelungen, auch wenn an der ein oder anderen Stelle schon versucht wurde, eine Bresche in die Dämme zu schlagen.

Das experimentelle Paradigma zu verändern und dahingehend zu erweitern, auch theoretische Arbeiten zur Veröffentlichung zuzulassen, die noch nicht empirisch gesichert sind, wird daher ungleich schwieriger werden, als ein Weltbild mit einer Gehirntheorie, inklusive der Theorie zweier psychischer Geschlechter, zu verändern. Doch selbst dies ist der Psychologie nicht möglich: Weder kann es ihr innerhalb ihres experimentellen Paradigmas gelingen, die erforderliche große Idee zu generieren und zu entwickeln - zumal für deren Veröffentlichung ohnehin keine Fachzeitschrift existiert -, noch ist sie in der Lage, ihre Methodik zu ändern bzw. sie dahingehend auszuweiten, dass sie einen Spielraum lässt für die Entwicklung einer großen Theorie des menschlichen Gehirns. In ihrem Eifer, zu hartem, reproduzierbaren Wissen zu kommen, wurde zugunsten der experimentellen Methodik der Weg aufgegeben, auf theoretischer Basis zur Generierung von Ideen und ihrer Entwicklung zu gelangen.

Schon einmal war den Psychologen mit einem starren Festhalten, damals am Behaviorismus, der Fehler unterlaufen, in eine Sackgasse zu geraten. Der Preis, den die Psychologie dafür zahlte, war trotz der Erkenntnisse, die man gewonnen hatte, zu hoch. Das Beharren auf einer Reiz-Reaktions-Psychologie als einzig zulässigem Weg zum Erkenntnisgewinn, war vermutlich die größte Denkblockade, die sich eine wissenschaftliche Disziplin in der Geschichte der Wissenschaften je geleistet hat. Untersuchungen zum Planen und Problemlösen, zum Denken und zum Wesen der menschlichen Sprache waren damals nicht möglich, da sie einer experimentellen Untersuchung nicht zugänglich waren. Das dogmatische Befolgen des behavioristischen Paradigmas wurde 1948 von dem Psychologen Karl Lashley in einem Vortrag am California Institute of Technology (CalTech) angegriffen. Darin kritisierte er die Kräfte, die eine Entwicklung der Kognitionswissenschaften verhinderten. Aus dieser Sackgasse wurde die Psychologie zu ihrem Glück befreit durch die Entwicklung auf dem Gebiet der Informationstechnologie, die den Weg zur kognitiven Psychologie freimachte. Bedauerlicherweise aber ging der Sinneswandel nicht so weit, dass in Betracht gezogen wurde, dass eben nicht nur die einseitige Sicht, sondern auch die Vorgehensweise zur Erforschung menschlichen Verhaltens und Erlebens in die Sackgasse geführt hatten. Mit dem dogmatischen Festhalten an der experimentellen Forschungsmethode wird nun derselbe „Fehler" ein weiteres Mal begangen, auch wenn er von den Apologeten des experimentellen Paradigmas vehement verteidigt wird.

Dies ist ein gewaltiges Problem. Denn der Zugang zur Erkenntnis kann nicht einfach erweitert werden, ohne zugleich in die Gefahr zu geraten, das wissenschaftliche Arbeiten in Frage zu stellen. Thomas Kuhn meinte in seinem Essay zwar, dass die normale Wissenschaft einen eingebauten Mechanismus besäße, der eine Lockerung der Restriktionen für die Forschung gewährleiste, sobald das Paradigma nicht mehr wirksam funktioniere. Wirksam zu funktionieren hieße im vorliegenden Fall, eine objektive, vorurteilsfreie und rationale wissenschaftliche Forschung zu gewährleisten. Diese Vorstellung aber ist Illusion. Denn die vermeintlich sichere, weil überprüfbare Methodik ist keineswegs so rational, so objektiv und frei von menschlichen Fehlern, wie sie gedacht ist: sie ist ein Tricksen, Lavieren und von persönlichen Interessen und Animositäten geprägtes System. Es werden und wurden Daten gefälscht und geschönt, es wird plagiiert, betrogen und getäuscht, und immer häufiger kommt es vor, dass sich Resultate nicht replizieren lassen. Weltweit versuchen sieben Millionen Wissenschaftler in mehr als 30 000 Fachjournalen ihre Forschungsergebnisse zu publizieren. Aufgrund ihrer Fülle und der Menge an Publikationen gerät dem einzelnen Wissenschaftler zunehmend der Überblick über die Entwicklungen in seinem Fachgebiet abhanden zu kommen.

Dies aber ist nicht das einzige Problem, mit dem man es in den Naturwissenschaften dank des Paradigmas zu tun hat. Laut Zeit online vom 2. Januar 2014 hatte eine Wiederholung von Krebsstudien durch die Biotechfirma Amgen ergeben, dass von 53 Studien nur 10 % das Resultat der ersten Studien bestätigten. Und nur sechs Studien werden noch weiter verfolgt. Eine von der Universität in Edingburgh durchgeführte Befragung von Wissenschaftlern ergab, dass 2% der Wissenschaftler zugaben, Ergebnisse bewusst gefälscht zu haben, ein Drittel gestand ein, unpassende Daten unterdrückt und geschönt oder die Fragestellung dem Ergebnis angepasst zu haben. In einer anderen Untersuchung gaben sogar 90 % der Wissenschaftler an, sie hätten verschönernd eingegriffen. [34] Es häufen sich Meldungen, nach denen wissenschaftliche Artikel zurückgezogen werden müssen, weil Replikationen der Studien in bis zu neun von zehn Fällen ergaben, dass die angeblich sicheren Erkenntnisse gar keine waren. Die Liste der Wissenschaftler, die Daten gefälscht oder bei den Resultaten ihrer Experimente schlicht betrogen hatten, ist lang. Bekannt wurden vor allem spektakuläre Fälle wie die des koreanischen Stammzellforscher Hwang Woo-suk, dem nachgewiesen wurde, dass er einen in der renommierten Fachzeitschrift „Science" veröffentlichten Forschungsbericht zur Gänze gefälscht hatte. In die Kritik geriet auch der Verhaltensforscher Marc Hauser, nachdem die Rohdaten seiner Forschungsergebnisse nicht mehr aufzufinden waren. In seinem Fall aber ergab die Replikation einer seiner

---

[34] Zeit online vom 11.08.2014

Studien, dass er Recht gehabt hatte. Der Biochemiker Stanley Prusiner erhielt 1997 den Nobelpreis für seine Idee der Prionproteine, die u.a. als Auslöser der Kreutzfeld-Jacob-Krankheit und der BSE gelten, obwohl es zum damaligen Zeitpunkt noch keinen Beleg für diese Annahme gab.

Dies alles hat nichts mit ADHS zu tun, und doch sind es Kennzeichen für die Situation eines Systems, dem grundlegende Veränderungen bevorstehen. Angesichts all dessen überrascht die Antwort, die der Journalist Gert Scobel in seiner Sendung auf 3sat im Dezember 2014 auf die Frage nach einer Krise in den Wissenschaften von seinen drei Gästen - Wissenschaftlern aus der Schweiz, Österreich und Deutschland - erhielt: sie wiesen diese Vorstellung zurück und meinten, es gebe sicherlich einiges zu verbessern, aber von einer Krise könne keine Rede sein. Wie aber will man Krise dann definieren? Mit dem oben erwähnten Memorandum zogen seine Verfasser eine Bilanz der Versprechungen und Prognosen, die im Manifest der Hirnforscher zehn Jahre zuvor von diesen abgegeben worden waren. Eine Annäherung an gesetzte Ziele sei nicht in Sicht, heißt es im Memorandum.

Insgesamt gesehen weisen diese Vorkommnisse ebenso wie die Flut an Publikationen, die Jahr für Jahr eingereicht und veröffentlicht werden, eine charakteristische Eigenschaft selbstorganisierender Systeme auf: ihre Eigendynamik. Die Prozesse beginnen, sich zu verselbständigen, und trotz aller Warnungen, sie aufzuhalten oder einzudämmen, sucht man nach durchgreifenden Maßnahmen vergebens.

Angesichts der Zunahme der geschilderten Vorkommnisse sollte man meinen, das experimentelle Paradigma funktioniere nicht mehr und würde daher gelockert werden. Doch weit gefehlt. Denn noch hat das Wissenschaftssystem nicht den kritischen Wert erreicht, der ein Umdenken erzwingt. Gelockert werden soll daher nach Ansicht der Kritiker nur der Zwang, viel und häufig publizieren zu müssen. Dagegen sollen die Regeln, nach denen geforscht wird - das experimentelle Paradigma -, strikter eingehalten werden, um die genannten Entgleisungen zu verhindern.

Diese Unregelmäßigkeiten aber gab es in der Geschichte der Wissenschaft immer schon: Wie der Redakteur und Physiker Michael Brooks bemerkt, ist es diese anarchische Vorgehensweise, die sich an keine Regeln hält, wenn sie die eigenen Ideen behindern, und die eben deshalb auch erfolgreich war. Das experimentelle Paradigma ist also nicht unbedingt eine Gewähr, nur mit ihm zu richtigen Ergebnissen zu kommen.

Brooks schreibt im Prolog seines Buches „Freie Radikale. Warum Wissenschaftler sich nicht an Regeln halten":

> Die Erschaffung des Markenzeichens ‚Wissenschaft' und sein Schutz basierten auf der ständigen Wiederholung des Mythos vom rationalen, logischen Wissenschaftler, der seiner bestens verstandenen wissenschaftlichen Methode folgt. Dadurch wurde alles eingefärbt, was zur Wissenschaft gehört: ihre Methoden, die Art, wie sie gelehrt und gefördert wurde, wie sie sich in den Medien präsentierte, wie die Qualitätskontrolle - insbesondere die Begutachtung von Artikeln funktionierte (oder auch nicht), die Erwartungen, die man an das Einwirken der Wissenschaft auf die Gesellschaft hatte, (...). Wir haben uns dabei auf eine Karikatur der Wissenschaft eingelassen, nicht mit ihr, wie sie wirklich ist. Da die Wissenschaften und insbesondere die Naturwissenschaften aber für unsere Zukunft so lebenswichtig sind, müssen wir uns von diesem ‚Markenzeichen' lösen. Es ist

an der Zeit, die Wissenschaften wieder als die anarchischen, kreativen und radikalen Anstrengungen zu sehen, die sie immer gewesen sind.

Mit anderen Worten: So viel würde sich nicht verändern, wenn man das System dahingehend erweitern würde, auch große Ideen wieder zur Veröffentlichung zuzulassen. Denn wie sich zeigt, nutzen erfolgreiche, sich anarchisch verhaltende Wissenschaftler zwar das Experiment, um ihre Ideen zu entwickeln. Sie missbrauchen es aber auch, wenn es ihnen nicht die gewünschten und erwarteten Ergebnisse liefert, damit sie ihre Ergebnisse dennoch veröffentlichen zu können. Das Problem besteht nach Brooks darin, dass Wissenschaft zum Alltagsgeschäft geworden ist - zumindest nach außen hin: sie gilt als berechenbar, überprüfbar, zuverlässig, all das garantiert durch ihre Methodik, das experimentelle Paradigma, das die Qualität wissenschaftlicher Arbeit gewährleistet. Tatsächlich aber waren und sind vor allem diejenigen Wissenschaftler erfolgreich gewesen, die unbeirrbar an ihren Ideen festhielten, auch wenn die Daten ihre Ideen nicht durchgehend bestätigten. Ob Newton oder Galilei, Gregor Mendel oder Louis Pasteur, sie alle hatten Daten geschönt oder Resultate ignoriert, die ihrer Idee widersprachen - und sie hatten letztlich Recht behalten. Denn die Natur und das menschliche Verhalten lassen sich nicht in die vorgefertigten Schubladen zwängen, in die wir sie gern stecken möchten, um die Wirklichkeit für uns begreifbarer zu machen. Beide widersetzen sich unseren Bemühungen, sie unseren Bedingungen anzupassen.

Paradoxerweise ist nach wie vor unbestritten, dass für die Lösung großer Fragen erst die große Idee und ihre theoretische

Entwicklung gebraucht werden, und erst danach die experimentelle Überprüfung erfolgen kann. Wie allerdings angesichts der derzeitigen Praxis eine große Idee entstehen und aus ihr eine große Theorie entwickelt werden soll, darüber schweigt man sich aus. Oder man schweigt sich auch nicht aus, sondern erklärt, dass ja auch diejenigen, die zu großen Ideen gekommen sind, nur auf den Schultern von Riesen (und Zwergen[35]) gestanden hätten. Dass sie ihre Idee der Tatsache zu verdanken haben, von einer Vielzahl an Einzelergebnissen profitieren zu können, die Andere zuvor schon erzielt hätten. So reduziert man eine grandiose Einzelleistung auf ein Ergebnis, welches sich einer mehr oder minder großen Zahl an Erkenntnissen verdankt. Wäre dies die einzige Bedingung, die für die Produktion einer großen Idee erfüllt sein muss, ist es angesichts der Überfülle an Einzelergebnissen sowohl in der Hirn- als auch in der ADHS-Forschung äußerst verwunderlich, dass trotzdem bisher noch keine große Idee zur Lösung dieser Probleme entstanden ist. Denn wenn nur die Menge der Fakten der Grund sind, weshalb ein Forscher zu einer großen Idee kommen kann, hätte inzwischen eigentlich jeder, der auf dem Gebiet der Hirnforschung arbeitet bzw. mit dem Thema ADHS befasst ist, die große Idee generieren können - die Fakten liegen auf dem Tisch. Im Übrigen hätten dann auch die Zeitgenossen der o.g. Persönlichkeiten auf die brillante Idee kommen können - auch ihnen lag ja das erforderliche Datenmaterial vor.

Doch im Interesse der derzeitigen Art zu forschen ist es einfacher, die Tatsache zu leugnen, dass ungewöhnliche, aus dem paradigmatisch-dogmatischen Rahmen fallende Fragestellungen

---

[35] Prof. Jürgen Renn in der Sendung aus 3sat: „Scobel - Wissenschaften in der Krise?"vom 01. 12. 2014

und ihre theoretische Ausarbeitung der Schlüssel zur Lösung sind. Die Angst vor dem Genie einer oder eines Einzelnen, der oder die allen anderen Wissenschaftlern den Rang abläuft, treibt seltsame Blüten: Denn die dazu passende Argumentation lautet, dass beim heutigen Stand der Wissenschaft Lösungen ohnehin nur noch interdisziplinär erarbeitet werden könnten; das einsame Genie im stillen Kämmerlein gehöre der Vergangenheit an. Dass eine neuartige Idee bisher immer nur in *einem* Kopf entstanden ist, wird mit dem hohen Standard der heutigen Wissenschaften wegerklärt. Was sich jedoch an unserem Denken in den vergangenen hundert Jahren verändert haben soll, weshalb neuartige Ideen heutzutage nur noch im Kollektiv entstehen sollen, nach einer solchen Erklärung, mit der sich diese Behauptung untermauern ließe, sucht man vergebens. Was nicht daran hindert, dass sie unreflektiert übernommen und mit Überzeugung in wissenschaftlichen Kreisen vertreten wird. Damit „rettet" man das derzeitige Paradigma, stärkt die Forderung nach interdisziplinärer Zusammenarbeit - und verhindert die Gefahr einer großen Idee, die das wissenschaftliche Gebäude, in dem man sich häuslich eingerichtet hat, ins Wanken bringen könnte.

Große Ideen waren in aller Regel nicht das Ergebnis experimenteller Untersuchungen - obwohl auch diese Forscher experimentiert haben -, sondern sie beruhten auf der Beobachtung von Vorgängen und auf einer Änderung des Blickwinkels. Sie waren das Resultat der gedanklichen Auseinandersetzung mit einem Problem, das sich aufgrund der Faktenlage stellte, welches innerhalb des bisherigen Weltbildes nicht mehr gelöst werden konnte. Diese Ideen revolutionierten die Wissenschaft und veränderten das Bild, das man sich bis dahin von der Wirklichkeit gemacht hatte. Für solche Ideen aber ist in der Psychologie, und möglicherweise in den Naturwissenschaften überhaupt, kein Platz mehr. Denn zum herrschenden Paradigma gehört der Zwang, publizieren zu müssen. Für einen Wissenschaftler heißt das, seine auf empirischer Basis gewonnenen Forschungsergebnisse experimentell überprüfbar zu machen. Daher ist es nur konsequent, wenn es im Fachgebiet der Psychologie keine einzige Fachzeitschrift gibt, in der sich eine große Theorie, der die Empirie fehlt, veröffentlichen ließe.

Für den damals noch unbekannten jungen Angestellten im Schweizer Patentamt, Albert Einstein, war es zu Beginn des letzten Jahrhunderts noch möglich, in einer Fachzeitschrift einen Artikel zu veröffentlichen, dessen Inhalt rein theoretischer Natur, empirisch nicht gesichert war und auch nie von Einstein selbst experimentell untersucht wurde. Und auch das ist heute nicht mehr möglich: wer nicht im Wissenschaftsbetrieb integriert ist, hat keine Chance, mit seiner Idee wahrgenommen zu werden. Obwohl es in der Geschichte der Wissenschaften immer wieder auch Dilettanten waren, die wie Einstein das herrschende Paradigma revolutionierten. Mehr noch: Einsteins Idee führte in der Folge zu einer Flut weiterer genialer Ideen und Theorien durch Physiker wie Niels Bohr, Werner Heisenberg, Paul Dirac, Ernst Schrödinger, Wolfgang Pauli, Richard Feynman, Murray Gell-Mann und viele andere.

Damit sich eine solche Katastrophe nicht wiederholt, sind die Regeln für eine Veröffentlichung seitdem sehr viel restriktiver geworden, insbesondere in der Psychologie: Kein Außenseiter, wie Einstein einer war, hat noch eine Chance, seine Arbeiten in einer psychologischen Fachzeitschrift zu veröffentlichen: er müsste sie experimentell unter Laborbedingungen überprüfen - für einen Laien, der nicht Mitglied der scientific community ist, ein Ding der Unmöglichkeit. Man sieht, es wurde jede Möglichkeit eliminiert, einen Ansatz, der nicht von einem ausgewiesenen Mitglied des jeweiligen Fachbereiches stammt, der nicht auf empirisch erhobenen Daten beruht und auf bereits bekannten und veröffentlichten Forschungsergebnissen aufbaut, in einer Fachzeitschrift publizieren zu können. Veröffentlichen lassen sich nur Einzelergebnisse mit ausgeprägter Empirie. Diese dann allerdings in großer Vielzahl. Doch aus solchen Kleinsttheorien lässt sich beim besten Willen keine große Idee basteln. Der Versuch einer solchen Vorgehensweise wäre vergleichbar mit der Arbeit an einem gigantischen 3D-Puzzle, dem die Randteile und die Vorlage fehlen. „...dann hat er die Teile in seiner Hand, fehlt, leider! nur das geistige Band", befand schon Goethe, der seinem Mephisto diese Worte in den Mund legte.

4.4 Fazit und Ausblick

Es zeigt sich, dass die Suche nach der oder den Ursache(n) der angeblichen Aufmerksamkeitsdefizit-Hyperaktivitätsstörung weit größere Ausmaße hat, als man bisher annimmt. Das ist einer der Gründe, weshalb man bei ihr mit der präferierten wissenschaftlichen Vorgehensweise nicht vorankommt. Denn durch die Einengung auf immer kleinere Teilbereiche, noch dazu in den falschen Fachgebieten und unter dem falschen Blickwinkel, kann man zu keiner richtigen Lösung kommen. Wenn beispielsweise eine Studie zum Verhalten von Fischen ergibt, dass das Latrophilin 3-Gen hyperaktives Verhalten auslöst, stützt dies zwar die Annahme von einer genetischen Disposition als einem *Faktor* für hyperaktives Verhalten, doch hat man damit nur ein weiteres Puzzleteil erhalten, welches sich nicht integrieren lässt, weil es den dazu erforderlichen Rahmen nicht gibt.

Die Lösung des ADHS-Problems, so habe ich zu zeigen versucht, ist untrennbar verbunden mit der Lösung des weitaus größeren Rätsels: der Frage, wie ein menschliches Gehirn arbeitet. Beide Antworten erfordern einen großen Wurf, eine große Idee zu ihrer Lösung und kein klein-kleines Vorgehen. Obwohl beide Probleme zu den drängenden Fragen unserer Zeit gehören und intensiv zu ihnen geforscht wird, ist es derzeit nicht möglich, sie zu lösen. Nicht, weil sie zu den unlösbaren Rätseln gehören würden. Vielmehr ist die Art, in der Wissenschaft heute betrieben wird, der Grund für die Unmöglichkeit, sie zu lösen: Das experimentelle Paradigma stellt das entscheidende Hindernis dar.

Es wäre jedoch falsch, nur den Wissenschaftlern den Schwarzen Peter zuzuschieben. Sie haben ihn zweifelsohne, wenn es um Fragen geht, ob man zulassen will, dass auch theoretische Ansätze veröffentlicht werden können, die noch empirisch gesichert werden müssen; ob man also zulassen will, dass Ideen veröffentlicht werden können, die den Rahmen für Modelle abgeben, mit denen sich auch Systeme und ihre Dynamik darstellen lassen, und nicht nur einen winzigen Ausschnitt des Systems, weil er sich experimentell untersuchen lässt. Eine große Idee bietet die Möglichkeit, die dieses System betreffenden Einzelaspekte vor dem Hintergrund des gesamten Systems untersuchen zu können. Dies zuzulassen, in dieser Hinsicht ist die Wissenschaft frei. Als System kann sie die Regeln, nach denen sie arbeiten will, selber festlegen. Eine am Nutzen und an kommerziellen Interessen ausgerichtete Forschung, wie wir sie derzeit erleben, trägt jedoch den Forderungen Rechnung, die von Politik, Wirtschaft, Medizin, Computertechnologie und von uns, unserer Gesellschaft ganz allgemein, an sie gestellt werden. Michael Brooks monierte in seinem Buch deshalb auch, dass „unsere fehlgeleiteten Erwartungen an die Wissenschaft den weiteren Fortschritt und neue Entdeckungen verhindern." Doch ob fehlgeleitet oder nicht, für diese Art der Forschung werden Gelder zur Verfügung gestellt, oder sie lassen sich mit dem Hinweis auf den konkreten Nutzen einwerben. Und ohne Gelder, mit denen sie sich finanziert, ist Wissenschaft nicht möglich. Da die derzeitige wissenschaftliche Vorgehensweise also ihren Zweck erfüllt, indem sie den gesellschaftlichen Forderungen und Erwartungen entspricht, besteht wenig Aussicht, dass sich am jetzigen Status quo in naher Zukunft etwas ändern wird. Das Handikap für eine Gehirntheorie, die das menschliche Denken und Verhalten und damit auch die Ursache der vermeintlichen Aufmerksamkeitsdefizitstörung mit einschließt, besteht also gar nicht einmal darin, dass Schwanks Theorie im falschen Fachgebiet gemacht wurde. Sie scheitert schlichtweg am derzeitigen experimentellen Paradigma, an der Art und Weise, in der im Fachbereich der Psychologie - und nicht nur dort - wissenschaftlich geforscht und gearbeitet wird.

Wenn in der Vergangenheit die Zeit für eine Idee nicht reif war, dann lag dies zumeist daran, dass Entdeckungen noch nicht gemacht worden waren und Erkenntnisse ausstanden, die für ein Verständnis notwendig waren. Gregor Mendels Vererbungsregeln beispielsweise konnten sich erst durchsetzen, nachdem man das Gen entdeckt und als Erbfaktor ausgemacht hatte.

Semmelweis' Behauptung bestätigte sich erst mit der Entdeckung Robert Kochs, dass Bakterien auch Krankheitserreger sein können. Im Fall der vermeintlichen Aufmerksamkeitsstörung trifft dies nicht zu. Denn sämtliche *Erkenntnisse*, die für eine Theorie und für eine neue Interpretation des ADHS-Verhaltens erforderlich sind, liegen bereits vor. Schwanks Theorie war der letzte Baustein, der dazu benötigt wurde. Gleiches gilt auch für eine Gehirntheorie, die einen neuen Blickwinkel erfordert und keine weiteren Kleinsttheorien, die auch in ihrer Summe keinen Rahmen für eine große Theorie abgeben. Wenn dennoch kein Wandel eingetreten ist, wenn die Summe dieser vielen Einzelergebnisse keine große Theorie ergeben hat, dann liegt es nicht daran, dass es bisher noch keinen Einstein oder Newton der Psychologie gibt, wie der Psychologe Frank Rösler meint, sondern dass es für einen solchen derzeit keine Chance gibt, mit einer großen Idee zur Kenntnis genommen zu werden. Vermutlich gibt es nicht einmal die Chance, auf eine solche Idee zu kommen, weil bereits mit dem Studium eine Bahnung des Denkens erfolgt, die ihm seine Richtung vorgibt.

Das experimentelle Paradigma ist nützlich und erfolgreich, wenn es um die Untersuchung überprüfbarer Hypothesen geht mit dem Zweck, Ergebnisse zu liefern, die rasch in Bereichen wie der Medizin, der Computertechnologie, der Bildung ein- und umgesetzt werden können. Doch es ist untauglich, wenn es um die Generierung und Entwicklung von erforschbaren großen Ideen geht, die zur Lösung drängender Probleme benötigt werden. Der dazu notwendige Freiraum ist der an kommerziellen

Interessen ausgerichteten Forschungstätigkeit zum Opfer gefallen. Der Zweck der einseitig am experimentellen Paradigma ausgerichteten Forschungstätigkeit ist es, auf dem empirischen Weg gesicherte, nachprüfbare Ergebnissen und Erkenntnissen zu liefern. Die auf seiner Basis gewonnenen Ergebnisse sollten als zuverlässig gelten können. Tatsächlich aber führt es nicht dazu, die Wissenschaft in Bezug auf ihre Ergebnisse zu einer Quelle sicherer Erkenntnisse werden zu lassen: Denn wie im vorhergehenden Kapitel erwähnt, zeichnen die Nachrichten in den Medien ein anderes Bild der Wissenschaft: Um die eigene Idee auf den Weg zum Erfolg zu bringen, kommen auch Verhaltensweisen zum Tragen, die man mit dem Paradigma gerade verhindern wollte: Wenn die Ergebnisse der eigenen Forschungsarbeit sich partout nicht in die Zwangsjacke des Paradigmas stecken lassen wollen, dann wird eben auch schon einmal nachgeholfen. Daran würde zwar auch eine Öffnung der Wissenschaften zugunsten großer Ideen nichts ändern, aber sie würde den Wissenschaftlern eine größere Flexibilität des Forschens ermöglichen. Denn jedes Paradigma führt auch zur Blindheit. Deshalb müssen wissenschaftliche Erkenntnisse, die ein Zeit lang Gültigkeit besitzen, stets durch neue Erkenntnisse abgelöst werden. Das liegt in der Natur der Sache. Eben deshalb aber braucht Wissenschaft beides: Große, kühne Ideen, die als Hypothese dienen, die weiterentwickelt und erforscht werden müssen, *und* eine Methodik, die wissenschaftlichen Maßstäben entspricht und eine Zuverlässigkeit der Ergebnisse gewährleistet.

Indem die Wissenschaft große Ideen nicht mehr zulässt, weil diese noch nicht auf einer ausgeprägten Empirie beruhen, muss jeder neue Gedanke zu seiner experimentellen Überprüfung an einem konkreten Sachverhalt festgemacht werden. Und dies bedeutet, dass nur Ideen eine Chance auf ihre Erforschung haben, die sich auf einen einzelnen Sachverhalt reduzieren lassen und die möglichst keine großen Überraschungen bereit halten. Mit dieser Vorgehensweise ist die Psychologie als Naturwissenschaft im Begriff, zum Sklaven ihres dogmatischen Paradigmas zu werden. Mit dem Ergebnis, dass große Fragen, wie die nach der Arbeitsweise des menschlichen Gehirns und der Ursache der ADHS nicht mehr gelöst werden können. Das Paradigma verhindert, was eigentlich mit ihm erreicht werden sollte: der Zugang zur und der Gewinn von Erkenntnis.

Die große Idee, wie sie zur Entwicklung einer Gehirntheorie benötigt wird, würde nicht nur das ADHS-Problem lösen, sie würde auch das derzeitige Weltbild auf ähnliche Weise verändern, wie es seinerzeit Einsteins Relativitätstheorie und die Quantenmechanik getan haben. Doch dieses Mal wäre es nicht nur die große Idee, mit der unser Weltbild einen Wechsel erfährt. Diesmal muss sich auch an der Methodik etwas ändern, was heißt, die Wissenschaft muss offener werden. Eine Öffnung in dieser Richtung, die große Ideen zu offenen Fragen zulässt, bedeutet nicht, pseudowissenschaftlichem Gedankengut ein breites Einfallstor zu bieten. Diese Sorge ist unbegründet. Denn im Gegensatz zu großen Ideen halten pseudowissenschaftliche Annahmen keine Antworten auf offene Fragen bereit. Zudem steht mit dem Experiment zur Untersuchung und Überprüfung dieser Ideen ein Instrument zur Verfügung, mit dem sich die Spreu vom Weizen trennen lässt.

Der Gedanke, auch Arbeiten für eine Veröffentlichung zuzulassen, die rein hypothetischen Charakter haben und deren Bestätigung im Experiment noch aussteht, widerspricht der derzeitigen Einstellung zur wissenschaftlichen Forschungsarbeit. Zur Änderung dieser Einstellung und zu ihrer Umsetzung in der wissenschaftlichen Praxis kann nur die Einsicht führen, dass das experimentelle Paradigma zur Fortschrittsbremse wird, wenn der empirische Nachweis zugleich das *einzig* zulässige Mittel zum Erkenntnisgewinn bleibt und theoretische Arbeiten, denen die Empirie noch fehlt, keine Chance auf Veröffentlichung haben.

Wir sind es gewohnt, Ursachen als etwas zu verstehen, das faktischer, also physikalischer, biologischer, sozialer oder auch psychologischer, Natur ist, weil das unserem Verständnis von der Wirklichkeit entspricht. Eine Ursache ist im allgemeinen Verständnis etwas, das sich experimentell untersuchen lässt. Es liegt nahe, die Ursache der ADHS deshalb im biologisch-medizinischen Bereich zu vermuten. Dass Neurotransmitter-Anomalien, genetische Faktoren oder falsche Ernährung der Grund für das abweichende Verhalten sein könnten, erscheint plausibel, weil man damit etwas Fassbares „in der Hand" zu haben meint. Wenn wir nun davon ausgehen, dass die Lösung in einer kognitiven Struktur oder einem Regelwerk bestehen soll, die oder das unserem Denken und Verhalten zugrunde liegt, ist nicht so leicht zu verstehen. Sich an diesen Gedanken zu gewöhnen, könnte also durchaus ein weiteres Hindernis auf dem Weg zur Erkenntnis sein.

Es wird auch nicht einfach zu akzeptieren sein, dass es nicht nur eine ‚normale' Art, sondern dass es zwei normale Arten des Verhaltens, des Denkens und der Aufmerksamkeit geben soll - zumal, wenn eine von ihnen nur für eine Minderheit aller Menschen zutrifft und ihr Verhalten von der Mehrheit als störend empfunden wird. Stören bedeutet, aus Ruhe Unruhe, aus Ordnung Unordnung und aus Beständigkeit Veränderung zu machen. Eine funktionierende Gesellschaft aber braucht beides: Sie braucht Unruhestiftung, die zur Veränderung führt, um nicht zu stagnieren; sie braucht aber auch ein hohes Maß an Beständigkeit, an Ordnung und Bewahrung des Bewährten, um sich nicht aufzulösen. Vielleicht sind funktional denkende Menschen deshalb eine Minderheit, weil ein gesellschaftliches System einen deutlich geringeren Anteil an Unruhe und Veränderung braucht als an Stetigkeit und Bewahrung. Ein solches System funktioniert, indem es einen Zustand des Fließgleichgewichtes aufrecht erhält, in dem beide Seinsformen sich wechselseitig ergänzen.

Es überrascht daher nicht, dass gerade in unserer Zeit, die von so viel Unruhe und Veränderungen gekennzeichnet ist, diejenigen Personen besonders auffallen, die noch mehr davon in unser Leben hineinbringen. Denn erwünscht ist das Gegenteil, um das notwendige Gleichgewicht (wieder) zu erhalten. Es kann auch nicht überraschen, wenn deshalb die Notwendigkeit angemahnt wird, wieder Ruhe in unsere Gesellschaft zu bringen und unseren Lebensstil zu ‚entschleunigen'. Vor allem deshalb werden große Anstrengungen unternommen, diese Kinder, diese Erwachsenen zu ‚normalisieren', um auf diesem Weg die Beständigkeit unserer Gesellschaft zu bewahren. Doch eine ‚friedhöfliche' Ruhe ist kein Garant für eine funktionierende Gesellschaft. Einen Zustand des Gleichgewichts zu erreichen innerhalb eines selbstorganisierenden Systems wie der menschlichen Gesellschaft, kann nur gelingen, wenn beide Seiten voneinander und vom Zweck ihrer Natur wissen, damit sie ihren Anteil daran leisten können.

Angesichts der bestehenden Hindernisse ist ein Paradigmenwechsel in naher Zukunft also nicht zu erwarten. Die Chancen aber, zumindest einen *Perspektivenwechsel* in Sachen ADHS herbeizuführen, stehen nicht ganz so schlecht. Denn das derzeitige Paradigma bietet eine Möglichkeit, mittel- bis langfristig zumindest zu einer anderen Sicht auf das Verhalten zu gelangen. Der momentan einzig mögliche Weg dorthin ist die empirische Forschung, also die Untersuchung einer Hypothese unter Laborbedingungen. Den Anfang dazu könnten Untersuchungen zu dem Kriterium machen, mit dem ADHS als funktionale Art des Denkens am sichersten diagnostiziert werden kann: *das vom Zweck ausgehende Denken*. Als Hypothese formuliert wäre eine Untersuchung auf experimenteller Basis möglich. Bei meinen Beobachtungen, die ich mit Kindern und Erwachsenen durchgeführt hatte, bin ich von dieser Annahme ausgegangen, und die Ergebnisse haben sie bestätigt. Man muss sich, wenn man so vorgeht, der Tatsache bewusst sein, dass mit dieser Vorgehensweise kein Weg zur Entdeckung der ADHS-*Ursache* bzw. der Ursache zweier Arten des Denkens führt. Er führt auch nicht zu einer Gehirntheorie, mit der die Arbeitsweise des menschlichen Gehirns erklärt wird. Denn das Postulat, es gebe zwei kognitive Strukturen, erklärt nicht, wie mehrfach erwähnt, *wie* es zur Entstehung und Entwicklung dieser Strukturen kam, sondern nur, *dass* es sie gibt. Mit anderen Worten:

Es gibt kein Experiment und keine Versuchsanordnung, mit der es je gelingen könnte, die Ursache der ADHS als einer unter-

schiedlichen Art der Informationsverarbeitung zu entdecken, geschweige denn, auf diesem Weg zu einer Gehirntheorie zu gelangen.

Der Grund dafür, dass dies nicht möglich ist, hängt auch mit der Frage zusammen, wie eine große Idee als Lösung des Problems denn überhaupt aussehen könnte. Derzeit, so können wir feststellen, sucht man nach den *biologischen* Ursachen der ADHS, nach neurophysiologischen, neuroanatomischen und genetischen Faktoren. Sie lassen sich experimentell gut untersuchen. Die Informationsverarbeitung dagegen wurde und wird in diesem Zusammenhang bisher nicht berücksichtigt, obwohl man davon ausgeht, dass dem Verhalten eine Störung der Informationsverarbeitungsprozesse zugrunde liegt.

Zur menschlichen Informationsverarbeitung gibt es in der Psychologie Modelle und Theorien, die experimentell untersucht und geprüft wurden. Doch kein Modell und keine Theorie lieferte bisher die benötigte Erklärung. Der Psychologe Friedhart Klix, der Bahnbrechendes auf dem Gebiet menschlicher Informationsverarbeitung geleistet hat, machte einen anderen Vorschlag. Er schrieb in der Einleitung zu seinem Buch „Die Natur des Verstandes"(1992, S. 20):

> „Das [Auftreten solcher ‚Grundmuster geistiger Gebilde und Vorgänge'] wird in vielen Beispielen deutlich, und es nährt den Verdacht, dass hinter dieser Vielfalt geistiger Phänomene relativ wenige, vermutlich einfach und klar ausdrückbare Grundgesetze stecken, die heute noch niemand kennt, die aber ein verlockendes

Ziel für eine Psychologie geistiger Prozesse des nächsten Jahrhunderts werden könnten."[36].

Klix geht nicht, wie dies in den bisherigen Theorien und Modellen der Fall ist, von einer Vielzahl lokaler Regeln und Gesetze aus, die jeweils nur für einen bestimmten Realitätsausschnitt Gültigkeit haben und auf ihn angewendet werden. Die Entwicklung solcher lokaler Regeln entstand mit der Notwendigkeit, den zu untersuchenden Gegenstandsbereich einengen zu müssen, um an ihm das Zutreffen der jeweiligen Regel überprüfen zu können. Klix dagegen spricht von *wenigen* Gesetzen, die der Vielfalt der geistigen Phänomene *zugrunde* liegen. Solche Gesetze oder Regeln kann man nicht übertreten, denn sie haben den Charakter von Naturgesetzen. Es wird also wohl die Suche nach diesen wenigen grundlegenden (Natur-)Regeln sein, nach denen menschliche Gehirne arbeiten, um zu erklären, auf welche Weise sich Menschen mit einer prädikativen kognitiven Struktur von denen mit einer funktionalen kognitiven Struktur unterscheiden. Die Erkenntnis, dass es zwei verschiedene Arten des Denkens gibt, von denen die eine einen Zweck oder ein Ziel stets mitdenkt, könnte ein Anhalt sein, nach entsprechenden Regeln zu suchen. Zwar besteht für ein solches Unternehmen derzeit wenig Anreiz, denn eine theoretische Entwicklung von Grundgesetzen oder

---

[36] Sommerfeld, E. (2009). Aufklärung von Basisprozessen menschlicher Informationsverarbeitung. Ein systematischer Zugang durch Elementaranalyse von Denkprozessen bei der Lösung von Ordnungsproblemen? Friedhart Klix zum 80. Geburtstag gewidmet. *Sitzungsberichte der Leibniz-Sozietät der Wissenschaften zu Berlin* 101, S.93-110 http://www.ae-info.org/attach/User/Klix_Friedhart/CV/10_ sommerfeldt.pdf. Download: 27.12. 2014

Grundregeln, wie Klix sie vorschlug, ist - wir wissen es inzwischen - in der Psychologie als zuständiger Disziplin nicht vorgesehen. Weshalb es auch keine Fachzeitschrift gibt, in der man sie veröffentlichen könnte, obwohl dies die einzige Möglichkeit wäre, sie bekannt zu machen. Ganz abgesehen davon ist es fraglich, ob es in der Psychologie Gutachter bzw. Experten gibt, die eine solche Arbeit, wenn sie denn geleistet würde, überhaupt beurteilen können. Denn sie wiederum gehört nicht nur zum Fachgebiet der Psychologie, sondern ist auch Aufgabe der Mathematik, weshalb Klix eine enge Zusammenarbeit mit der Mathematik forderte. Obwohl also die weitere Erforschung des ADHS-Problems von der Psychologie geleistet werden muss, wird ihr die Erklärung der Ursache letztlich nur mit der Unterstützung durch die Mathematik gelingen.

Für eine Gehirntheorie fehlt in jedem Fall das Regelwerk, dessen Entwicklung in das Fachgebiet der Mathematiker fällt. Ohne diese Regeln zu kennen, ist eine Aussage über die Arbeitsweise des Gehirns nicht möglich, dies war schon den elf Hirnforschern klar, die 2004 ihr Manifest verfasst hatten. Ebenso wird es nicht möglich sein, ohne die Kenntnis der Regeln den grundlegenden Unterschied zwischen der prädikativen und der funktionalen Art zu erklären. Was man also in beiden Fällen braucht, ist die Mathematik. Regeln, nach denen ein menschliches Gehirn arbeitet, fordern es, in der Sprache der Mathematik ausgedrückt zu werden. Und diese Mathematik muss die Erklärung zweier Arten des Denkens und des Verhaltens mit einschließen. Von der Entwicklung einer solchen Theorie ist die Psychologie als zuständige Disziplin meilenweit entfernt, auch wenn in der kognitiven, der Wahrnehmungs- und der Biopsychologie lokale Regeln eine zentrale Rolle spielen. Derzeit geht man in der Psychologie und den Neurowissenschaften u. a. Fragen nach wie beispielsweise der nach der Farbkonstanz, womit die Tatsache gemeint ist, dass wir eine rote Tomate auch bei unterschiedlicher Beleuchtung immer noch rot sehen und nicht orange oder gelb. Dabei geht es zwar ebenfalls um Informationsverarbeitung, doch die hochkomplexen Berechnungen, die dazu durchgeführt werden, betreffen die unterschiedliche Beleuchtung, den Einfluss der Umgebung und die unterschiedlichen Blickwinkel. Es handelt sich also nicht um Regeln, die das Rahmenwerk zu einer Gehirntheorie bilden. Regeln, nach denen das Gehirn arbeitet, kann man anhand von Untersuchungen zu einem so eng umgrenzten Problem nicht ableiten.

Nach solchen Regeln aber forscht man in der kognitiven Psychologie. Allerdings geht man auch dort nicht von wenigen Grundregeln aus, sondern von einer Vielzahl spezifischer Regeln, von denen man beispielsweise annimmt, dass sie unserer Wahrnehmung zugrunde liegen. Einige dieser Regeln beschreibt der Psychologe Donald D. Hoffman in seinem Buch „Visuelle Intelligenz". Am Beispiel einer Subjektiven Kontur wie dem „nicht sichtbaren Dreieck" (siehe Abbildung 3 auf Seite 63) erklärt er, wie sie funktionieren. Die Kreisflächen, aus denen ein Segment herausgeschnitten erscheint, bezeichnet Hoffman als konvexe Zacken. Und die Regel, die unser Gehirn bzw. unser visuelles System angeblich anwendet, um eine solche Figur wie das Dreieck zu konstruieren, soll lauten: „Konstruiere subjektive Figuren, die andere Elemente nur dann verdecken, wenn es konvexe Zacken gibt." Man stelle sich die Unmenge an Regeln vor, über die unser Gehirn verfügen müsste, wenn es nach ihnen arbeiten wollte. Mit Regeln wie dieser kann man Virtual-Reality-Simulatoren programmieren, aber man kann mit ihnen nicht erklären, wie ein menschliches Gehirn als System arbeitet.

Von einer ähnlich großen Anzahl an Regeln geht man auch bei der Entwicklung und Konstruktion von Produktionsregelsystemen aus. Mit solchen Kognitiven Architekturen sollen menschliche Informationsverarbeitung, die Wahrnehmung und das Problemlösen modelliert werden. Das Interessante an Produktionsregeln, die das Kernstück dieser Art von Modellen sind, ist ihre Struktur: Sie entspricht nämlich der Struktur des funktionalen Denkens und Verhaltens: Eine Produktionsregel enthält einen Wenn-Teil, der die gegebenen Bedingungen *und* das Ziel enthält, das erreicht werden soll, und sie enthält einen Dann-Teil, der die auszuführende Handlung angibt: Wenn X der Fall ist und Z das Ziel sein soll, dann mache Y. Eine Variante dieser Regel ist das Aktionsschema. Seine Struktur entspricht der Struktur des prädikativen Denkens und Verhaltens. Bei dieser Variante sind die Ausgangsbedingungen und das Ziel getrennt und werden durch den Handlungsteil verbunden: Wenn X der Fall ist und Y gemacht wird, dann ist Z das Ziel bzw. Ergebnis. Regeln von dieser Struktur könnten also die Ausgangsbasis für das gesuchte Regelwerk bilden.

Um den Unterschied zwischen den beiden psychischen Geschlechtern zu erklären, könnte außer diesen beiden Regeln auch ein einfaches Modell ausreichen, das sich am Verhalten orientiert. Bereits 1960 stellten George A. Miller, Eugene Galanter und Karl H. Pribram mit ihrer TOTE-Einheit ein solches Modell vor. TOTE ist das Kürzel für „Test-Operate-Test-Exit". Es beschreibt den Ablauf des Verhaltens eines Systems nach einem

Input: Die neue Information wird auf Kongruenz geprüft, d.h., sie wird verglichen mit dem, was als Ergebnis herauskommen soll (Test). Bei Inkongruenz zwischen Input und Output folgt eine Reaktion oder Handlung (Operate), mit der man zum Ergebnis kommen will. Ein erneuter Abgleich (Test) zeigt an, ob das Ziel erreicht worden ist. Wenn ja, ist die Aktion beendet (Exit), wenn nicht, wird der Handlungsablauf so oft wiederholt, bis das Ziel bzw. Ergebnis erreicht ist.

Die TOTE-Einheit setzt in dieser Beschreibung voraus, dass das Ziel bekannt ist, wovon in der Realität nicht ausgegangen werden kann. Dennoch ist sie ein brauchbares Modell zur Modellierung von prädikativem und funktionalem Verhalten. Für funktional denkende Menschen mit ADHS müsste es dahingehend erweitert werden, dass der Input beim ersten Test bzw. Vergleich mit einem Zweck verbunden werden kann, während für prädikativ denkende Menschen dieser Test auch entfallen kann, wenn der Input genügend Details enthält, die, zueinander in Beziehung gesetzt, als Ausgangsbasis für das zielführende Handeln dienen können. In jedem Fall muss der Input also spezifiziert sein, damit eine Operate-Phase gestartet werden kann. Welches Modell sich letztlich eignet, um als Grundlage für ein Regelwerk zu dienen, das nicht nur den Rahmen für eine Gehirntheorie bilden kann, sondern dass auch konstitutiv für zwei psychische Geschlechter ist, bleibt abzuwarten. Derzeit sind Vorstellungen zur Entwicklung eines solchen Rahmenwerks noch reine Utopie.

Jede der großen naturwissenschaftlichen Disziplinen vollzog in der Vergangenheit wenigstens einen Paradigmenwechsel. Bei aller Unruhe, die er bewirkte, brachte er diese Disziplin entscheidend voran. Der Psychologie als noch relativ junger naturwissenschaftlicher Wissenschaft ist er bisher erspart geblieben. Er wird auch nicht stattfinden, solange sie an ihrem Paradigma dogmatisch festhält. Und solange sie das tut, wird auch die Zeit für eine neue Interpretation des ADHS-Phänomens nicht reif werden können.

Der Mangel an Flexibilität seitens der Wissenschaft ändert aber nichts daran, dass die derzeitige Beurteilung des Verhaltens einer Minderheit als Aufmerksamkeitsdefizit-Hyperaktivitätsstörung in die Irre führt. Er verwehrt den Blick auf die wahre Natur des Verhaltens und wird den vermeintlich Betroffenen nicht gerecht. Die Annahme, dass es sich um eine dem üblichen Verhalten komplementäre Art handelt, ist in jedem Fall eine würdigere und auch elegantere Lösung, die es rechtfertigt, dass sie der Beurteilung des Verhaltens zugrunde gelegt wird.

Anhang

DSM IV

Das DSM IV wurde im Mai 2013 durch das DSM V abgelöst. Die Kriterien für eine Diagnose sind jedoch im Wesentlichen dieselben geblieben. Geändert wurde das sogenannte Erstmanifestationsalter, es wurde von 7 auf 12 Jahre angehoben. Außerdem wurde hervorgehoben, dass ADHS auch im Erwachsenenalter auftreten kann. In diesem Fall müssen nur noch fünf der ursprünglich sechs genannten Kriterien für eine Diagnose erfüllt sein. Der Asperger-Autismus entfällt als Ausschlusskriterium. Die Neufassung stieß auf erheblichen Widerstand und heftige Proteste seitens der Fachleute und Wissenschaftler. Deshalb stelle ich hier noch einmal die vierte Version der Diagnosekriterien vor.

Diagnosekriterien nach dem DSM IV

Unaufmerksamkeit: Der Betroffene...
- kann oftmals seine Aufmerksamkeit nicht auf Details richten oder macht Flüchtigkeitsfehler bei den Schularbeiten, Hausaufgaben oder anderen Aktivitäten
- hat oft Schwierigkeiten, längere Zeit die Aufmerksamkeit bei Aufgaben und Spielaktivitäten aufrecht zu erhalten.

- scheint oft nicht zuzuhören, wenn andere es ansprechen
- führt häufig Anweisungen anderer nicht vollständig durch und kann Schularbeiten, andere Arbeiten oder Pflichten am Arbeitsplatz nicht zu Ende bringen (nicht aufgrund oppositionellen Verhaltens oder Verständnisschwierigkeiten).
- hat häufig Schwierigkeiten, Aufgaben und Aktivitäten zu organisieren
- vermeidet häufig, hat eine Abneigung gegen oder beschäftigt sich nur widerwillig mit Aufgaben, die länger andauernde geistige Anstrengung erfordern (wie Mitarbeit im Unterricht oder Hausaufgaben)
- verliert häufig Gegenstände, die er für Hausaufgaben oder Aktivitäten benötigt (z.B. Spielsachen, Hausaufgabenhefte, Stifte, Bücher oder Werkzeug)
- lässt sich öfter durch äußere Reize leicht ablenken
- ist bei Alltagstätigkeiten häufig vergesslich.

Hyperaktivität: Der Betroffene...
- zappelt häufig mit Händen und Füßen oder rutscht auf dem Stuhl herum
- steht in der Klasse oder in anderen Situationen, in denen Sitzenbleiben erwartet wird, häufig auf
- rennt häufig umher oder klettert exzessiv in Situationen, in denen dies unpassend ist (bei Jugendlichen oder Erwachsenen kann dies auf ein subjektives Unruhegefühl beschränkt bleiben)

- hat häufig Schwierigkeiten, ruhig zu spielen oder sich mit Freizeitaktivitäten ruhig zu beschäftigen
- ist häufig „auf Achse" oder handelt oftmals, als wäre er „getrieben"
- redet häufig übermäßig viel.

Impulsivität: Der Betroffene...

- platzt mit Antworten heraus, bevor die Frage zu Ende gestellt ist
- kann nur schwer warten, bis er an der Reihe ist
- unterbricht und stört andere häufig (platzt z.B. in Gespräche oder Spiele anderer hinein).

Literatur- und Quellenverzeichnis

Arbeitskreis Überaktives Kind e.V. (1993). *Das Hyperkinetische Syndrom - Neue und bewährte Therapien.* 2. Symposium in Hannover im September 1993

Asendorpf, J.B. (2009). *Persönlichkeitspsychologie.* Heidelberg: Springer

Bischof, N. (2014). *Psychologie. Ein Grundkurs für Anspruchsvolle.* 3. Aufl., Stuttgart: Kohlhammer

Brooks, M. (2011). *Freie Radikale -Warum Wissenschaftler sich nicht an Regeln halten.* Wiesbaden: Springer Spektrum

Castellanos FX, Giedd JN, Marsh WL, Hamburger SD, Vaituzis AC, Dickstein DP, Sarfatti SE, Vauss YC, Snell JW, Lange N, Kaysen D, Krain AL, Ritchie GF, Rajapakse JC, Rapoport JL.(1996). Quantitative brain magnetic resonance imaging in attention deficit hyperactivity disorder. *Archieves of the Genetics Psychiatry.* 53 (7),S. 607-616

Cook EH.Jr., Stein MA.,Krasowski MD, Cox NJ, Olkon, DM, Kieffey JE, Leventhal BL. (1995) Association of attention-deficit-disorder and the dopamine tranporter gene. *American Journal of Human Genetics.* 4, S. 993-998

Dägling, E. (2009). *Vom Gewahrwerden zum Bewusstsein. AD(H)S oder die funktionale Art der Aufmerksamkeit.* Aldersbach: Reiner Saunar Verlag

Descartes, R. (1637 / 1997). *Discours de la méthode.* Hamburg: Felix Meiner Verlag

Dörner, D. (1989). *Die Logik des Misslingens. Strategisches Denken in komplexen Situationen.* Reinbek: Rowohlt

Dörner, D. (1999). *Bauplan für eine Seele*. Reinbek: Rowohlt
Dörner, D., Kreuzig H.W., Reither, F. & Stäudel, Th. (1983) *Lohhausen. Vom Umgang mit Unbestimmtheit und Komplexität*. Bern, Göttingen, Toronto, Seattle: Hans Huber
Eaves, L. J., Silberg, J. L., Meyer, J. M., et al (1997). Genetics and developmental psychopathology: 2. The main effects of genes and environment on behavioral problems in the *Virginia twin study of adolescent behavioral devel opment. Journal of Child Psychology and Psychiatry, 38, 965 -980.*
Eichlseder, W. (1985/ 1992). *Unkonzentriert? Hilfen für hyperaktive Kinder und ihre Eltern*. Weinheim / Berlin: Beltz Quadriga
Eisenberg, L. (2007). Commentary with a Historical Perspective by a Child Psychiatrist: When "ADHD" was a "Brain damaged Child". *Journal of Child and Adolescent Psychopharmacology.17 (3)*
Faraone, S. V. (1996*)*. Discussion of: ' Gegnetic influence on parent-reported attention-related problems in a Norwegian general population twin sample'. *Journal of the American Academy of Child and Adolescent Psychiatry, 35, 596 - 598.*
Fayyad J, De Graaf R, Kessler R, Alonso J, Angermeyer M, Demyttenaere K, De Girolamo G, Haro JM, Karam EG, Lépine JP, Ormel J, Posada-Villa J, Zaslavsky AM, Jin R.(2007). Cross-national prevalence and correlates of adult attention-deficit-hyperactivity disorder. *British Journal of Psychiatry, 190, 402-409*

Fischer, E.P. (2000). *Aristoteles, Einstein & Co. Eine kleine Ge schichte der Wissenschaft in Porträts* München: Piper

Freed, J., Parsons, L.(1998). *Zappelphilipp und Störenfrieda lernen anders.* Frankfurt / NewYork: campus concret

Gardner, H. (1989) *Dem Denken auf der Spur. Der Weg der Kognitionswissenschaft.* Stuttgart: Klett-Cotta

Hartmann, Th.(1997). *Eine andere Art, die Welt zu sehen. Das Aufmerksamkeits-Defizit-Syndrom.* Lübeck / Berlin/ Essen/ Wiesbaden: Schmidt-Römhild

Högl, Barbara (2001). *Störfälle? Die viel zu* un*aufmerksamen Kinder.* München: Deutscher TaschenbuchVerlag

Hoffman, D.D. (2000). *Visuelle Intelligenz. Wie die Welt im Kopf entsteht.* Stuttgart: Klett-Cotta

Hoffmann, H. (1845 / 2013). *Der Struwwelpeter.* Köln: Schwager & Steinlein

Jonas, H. (1979). *Das Prinzip Verantwortung. Versuch einer Ethik für die technologische Zivilisation.* Frankfurt a.M.: suhrkamp taschenbuch

Kanizsa, G. (1976). Subjective contours. *Scientific American,* 234 S.48-52

Klix, F. (1973). *Information und Verhalten. Kybernetische Aspekte der organismischen Informationsverarbeitung. Einführung in die naturwissenschaftlichen Grundlagen der Allgemeinen Psychologie.* Berlin: VEB Deutscher Verlag der Wissenschaften

Krause, KH., Dresel, S. & Krause, J.(2000). Neurobiologie der Aufmerksamkeitsdefizit-Hyperaktivitätsstörung. *psycho26, S. 199-208*

Lange M, Norton W, Coolen M, Chaminade M, Merker S, Proft F, Schmitt A, Vernier P, Lesch -P and Bally-Cuif L. (2012).The ADHD-susceptibility gene lphn3.1 modulates dopaminergic neuron formation and locomotor activity during zebrafish development; *Molecular Psychiatry, 17:946-54, doi:10.1038/mp.2012.29.*

Lou HC, Henriksen L, Bruhn P, Borner H, Nielsen JP.:(1984). Focal cerebral dysfunction in developmental learning disabilities. *Archieves of Neurology*, 41, S. 825- 829

Miller, G.A., Galanter, E., Pribram, K.H.: (1973). *Strategien des Handelns. Pläne und Strukturen des Verhaltens.* Stuttgart: Ernst Klett Verlag

Neuhaus, C. (1996). *Das hyperaktive Kind und seine Probleme.* Ravensburg: Ravensburger Buchverlag

Neuhaus, C. (2004). ADHS, Hochbegabung und eine Strategie gegen soziale Ausgrenzung. In: Fitzner, Th.& Stark, W. (Hrsg.): *Genial, gestört, gelangweilt? ADHS, Schule und Hochbegabung.* Weinheim, Basel: Beltz Taschenbuch

Polanczyk G, de Lima MS, Horta BL, Biederman J, Rohde LA.(2007). The worldwide prevalence of ADHD: a systematic review and metaregression analysis .*American Journal of Psychiatry,164, 942-948.*

Reuner, G., Oberle, A.(2000). ADS und was noch? Anfallsleiden, Ticstörungen, Störungen des Sozialverhaltens Komorbiditäten, Ursachen, Konsequenzen. In: Fitzner, Th., Stark, W. (Hrsg.): *ADS: verstehen - akzeptieren - helfen. Das Aufmerksamkeitsdefizit-Syndrom mit Hyperaktivität und ohne Hyperaktivität.* Weinheim: Beltz Taschenbuch

Rothenberger, A. & Neumärker K-J. (2005). *Wissenschaftsgeschichte der ADHS - Kramer-Pollnow im Spiegel der Zeit.* Darmstadt: Steinkopff

Saß, H, Wittchen, HU, Zaudig, M (1998). *Diagnostisches und Statistisches Manual Psychischer Störungen DSM IV.* Göttingen: Hogrefe

Schlack R, Hölling H, Kurth B-M, Huss M. (2007). Die Prävalenz der Aufmerksamkeitsdefizit-Hyperaktivitätsstörung (ADHS) bei Kindern und Jugendlichen in Deutschland. *Bundesgesundheitsblatt-Bundesgesundheitsforschung - Gesundheitsschutz.* Springer Medizin Verlag 2007

Schwank, I. (1986). Cognitive Structures of Algorithmic Thinking. *Proceedings of the 10th Conference for Psychology of Mathematics Education.* University of London

Schwank, I. (1996). Zur Konzeption prädikativer versus funktionaler kognitiver Strukturen und ihrer Anwendung. *ZDM-Analysenheft "Deutsche psychologische Forschung in der Mathematikdidaktik". Zentralblatt für Didaktik der Mathematik,* Vol. 6, S.168-183.

Schwank, I. (2003). Einführung in prädikatives und funktionales logisches Denken. *ZDM-Themenheft 'Zur Kognitiven Mathematik',* S. 70-78.

Schwank, I. (2005a). Maschinenintelligenz: ein Ergebnis der Mathematisierung von Vorgängen –Zur Idee und Geschichte der Dynamischen Labyrinthe. In C. Kaune, I. Schwank & J. Sjuts (Hg.): *Mathematikdidaktik im Wissenschaftsgefüge: Zum Verstehen und Unterrichten mathematischen Denkens. Festschrift für Elmar*

Cohors-Fresenborg. Band 2, 39-72.Osnabrück: Forschungsinstitut für Mathematikdidaktik.pdf

Semrud-Clikeman M, Filipek PA, Biederman J, Steingard R, Kennedy D, Renshaw P, Bekken K. (1994). Attention-deficit hyperactivity disorder magnetic resonance imaging morphometric analysis of the corpus callosum. *Journal of the American Academy of Child and Adolescence Psychiatry*, 48, S. 589-601

Simon, H., Newell, A. (1974). „Informationsverarbeitung und Problemlösen", in. *Die Psychologie des 20. Jahrhunderts, Piaget und die Folgen".* Bd. 7. 1978

Skrodzki, K., Mertens, K. (2001). *Praxis interdisziplinär in der Arbeit mit hyperaktiven Kindern und Jugendlichen.* München, Forchheim: Bundesverband Aufmerksamkeitsstörung /Hyperaktivität e.V

Sternberg R.J. (1999) *Thinking Styles.* Cambridge, NewYork, Melbourne: Cambridge University Press

Urban KR, Goa WJ (2014). Performance enhancement at the cost of potential brain plasticity: neural ramifications of nootropic drugs in the healthy developing brain. In: *Frontiers in Systems Neuroscience.*

Wender, Paul (1998). *Attention-Hyperactivity Disorder in Adults.* Oxford: University Press

Zametkin AJ, Nordahl TE, Gross M, King AC, Semple WE, Rumsey J, Hamburger S, Cohen RM (1990). Cerebral glucose metabolism in adults with hyperactivity of childhood onset. *New England Journal of medicine.* 323,S. 1361-1366

De Zwaan M, Gruß B, Müller A, Graap H, Martin A, Glaesmer H, Hilbert A, Philipsen A. (2012). The estimated prevalence and correlates of adult ADHD in a German community sample. *European Archives of Psychiatry and Clinical Neuroscience 262, 79-86*

Elisabeth Dägling (Erzieherin) war für den Deutschen Kinderschutzbund 25 Jahre lang in der sozialpädagogischen Familienhilfe tätig. Den Schwerpunkt bildete die Arbeit mit von ADHS betroffenen Familien. Sie leitete 17 Jahre lang einen Gesprächskreis für Eltern betroffener Kinder, führte Lehrerfortbildungen zum Thema durch. Seit 1999 arbeitet sie wissenschaftlich über das Thema.